DIE
KINDLICHE SEXUALITÄT
UND IHRE BEDEUTUNG FÜR ERZIEHUNG UND ARZTLICHE PRAXIS

VON

Dr. JOSEF K. FRIEDJUNG
PRIVATDOZENT DER KINDERHEILKUNDE
AN DER UNIVERSITÄT WIEN

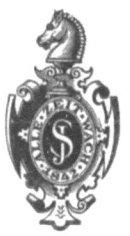

BERLIN
VERLAG VON JULIUS SPRINGER
1923

SONDERABDRUCK AUS
ERGEBNISSE DER INNEREN MEDIZIN UND KINDERHEILKUNDE
24. BAND.

ISBN-13: 978-3-642-47166-7   e-ISBN-13: 978-3-642-47474-3
DIO: 10.1007/978-3-642-47474-3

ALLE RECHTE, INSBESONDERE
DAS DER ÜBERSETZUNG IN FREMDE SPRACHEN,
VORBEHALTEN.

COPYRIGHT 1923 BY JULIUS SPRINGER IN BERLIN.
Softcover reprint of the hardcover 1st edition 1923

Inhaltsverzeichnis.

	Seite
Literatur	1
Einleitung	5
I. Die kindliche Sexualität	7
1. Begriffsbestimmung	7
2. Allgemeine Eindrücke	8
3. Sexualäußerungen des Kindes	11
a) Autoerotik	11
b) Heteroerotik	19
c) Psychosexuelles Verhalten	23
II. Aufgaben der Erziehung	28
III. Ärztliche Gesichtspunkte	32
a) Allgemeines	32
b) Winke an den Schularzt	35

Literatur.

Abraham: Psychische Nachwirkungen der Beobachtung des elterlichen Geschlechtsverkehrs bei einem 9jährigen Kinde. Internat. Zeitschr. f. ärztl. Psychoanalyse. Bd. 1, S. 364.

— Untersuchungen über die früheste prägenitale Entwicklungsstufe der Libido. Ebenda Bd. 4, S. 71.

— Über die Bedeutung der sexuellen Jugendtraumen für die Symptomatologie der Dementia praecox. Zentralbl. f. Nervenheil. u. Psychiatr. 1907.

— Einige Belege zur Gefühlseinstellung weiblicher Kinder gegenüber den Eltern. Internat. Zeitschr. f. ärztl. Psychoanalyse. Bd. 4, S. 154.

Adler, A.: Zur Kinderpsychologie und Neurosenforschung. Wien. klin. Wochenschr. 1914. S. 217.

— Über den nervösen Charakter. 3. Aufl. Wiesbaden: J. F. Bergmann 1922.

— Studie über Minderwertigkeit von Organen. Wien: Urban u. Schwarzenberg 1907.

Aichhorn: Über Erziehung in Besserungsanstalten. Imago, Bd. 8, H. 4. 1922.

Alexander: Kastrationskomplex und Charakter. Internat. Zeitschr. f. ärztl. Psychoanalyse. Bd. 8, S. 121.

Dr. B.: Zur infantilen Sexualität. Internat. Zeitschr. f. ärztl. Psychoanalyse. Bd. 5, S. 115.

Bader: Sexualität und Sittlichkeit. Leipzig: Borgold 1911.
Bell, A.: Preliminary Study of the Emotion of Love between the Sexes. Americ. Journ. of physiol. Juli 1902. Zit. nach Freud.
Berger: Zit. nach Löwenfeld.
Bernfeld: Kinderheim Baumgarten. Jüdischer Verlag. Berlin 1921.
Bieberbach: Gonorrhöe bei männlichen Kindern. Med. and surg. Journ. 1914. Ref. Jahrb. f. Kinderheilk. Bd. 81, S. 180.
Birstein: Mitteilungen aus der Kinderpsychologie. Zentralbl. f. Psychoanalyse. 4. Jg., S. 81.
Bleuler: Sexuelle Abnormitäten der Kinder. Jahrb. d. Schweizer Ges. f. Schulgesundheitspflege. Bd. 9, zit. nach Freud.
— Eine kasuistische Mitteilung zur kindlichen Theorie der Sexualvorgänge. Jahrb. f. Psychoanalyse. Bd. 3, S. 467.
Bloch, J.: Aufgaben und Ziele der Sexualwissenschaft. Sexualwissenschaft Bd. 1, S. 2.
Blüher: Die Rolle der Erotik in der männlichen Gemeinschaft. Jena: Diederichs 1917 bis 1919.
— Ref. über eine Arbeit von W. Stern. Internat. Zeitschr. f. ärztl. Psychoanalyse. Bd. 1, S. 581.
Boesch: Kinderleben in der deutschen Vergangenheit. Leipzig: Diederichs 1900.
Bühler: Die geistige Entwicklung des Kindes. Jena: Fischer 1921.
Chandler: Das Saugen am Daumen, Schnuller usw. und unregelmäßige Zahnbildung. Ärztl. Intelligenzbl. 1876, Nr. 48, zit. nach Lindner.
Dessoir: Zur Psychologie der Vita sexualis. Allg. Zeitschr. f. Psychiatr. Bd. 50, S. 941.
Deutsch, H.: Der erste Liebeskummer eines 2jährigen Knaben. Internat. Zeitschr. f. ärztl. Psychoanalyse. Bd. 5, S. 111.
Federn: Zur Psychologie der Revolution. Die vaterlose Gesellschaft. Wien: Anzengruber-Verlag 1919.
Féré: Quelques mots sur l'onanisme. Ann. des mal. des org. gén.-urin. 1905/8.
Férenczi: Ein kleiner Hahnemann. Internat. Zeitschr. f. ärztl. Psychoanalyse. Bd. 1, S. 240.
Finger: Die soziale Bedeutung und die Bekämpfung der Geschlechtskrankheiten. Wien. med. Wochenschr. 1919. S. 1070.
Flachs: Die Stellung der Schule zur sexuellen Pädagogik. Zeitschr. f. Schulgesundheitspflege. Bd. 23, S. 864.
Fleischmann: Über die Onanie bei Säuglingen. Wien. med. Presse 1878.
Forel: Die sexuelle Frage. München 1905.
— Der Hypnotismus. Stuttgart: Enke 1911.
Freud, S: Drei Abhandlungen zur Sexualtheorie. Wien: Deutike 1915.
— Analyse der Phobie eines 5jährigen Knaben. Jahrb. f. Psychoanalyse. Bd. 1.
— Vorlesungen zur Einführung in die Psychoanalyse. Wien: Internat. psychoanl. Verlag 1917.
— Über infantile Sexualtheorien. Klin. Schr. zur Neurosenl. Bd. 2, S. 159.
— Zwei Kinderlügen. Internat. Zeitschr. f. ärztl. Psychoanalyse. Jg. 1. 1913.
— Aus der Geschichte einer infantilen Neurose. Kl. Schr. zur Neurosenl. Bd. 4. 1918.
— Ein Kind wird geschlagen. Internat. Zeitschr. f. ärztl. Psychoanalyse. Jg. 5, S. 151.
— Gedankenassoziation eines 4jährigen Kindes. Ebenda Bd. 6, S. 157.
— Anna: Schlagephantasie und Tagtraum. Imago, Bd. 8, H. 3. 1922.
Friedjung: Erlebte Kinderheilk. Wiesbaden: J. F. Bergmann 1919.
— Erfahrungen über kindliche Onanie. Zeitschr. f. Kinderheilk. Bd. 4, S. 341.
— Beiträge zur Kenntnis der kindlichen Sexualität. Ebenda, Bd. 31, S. 1.
— Die typische Eifersucht auf jüngere Geschwister und ähnliches. Internat. Zeitschr. f. ärztl. Psychoanalyse. 1915.
— Über verschiedene Quellen kindlicher Schamhaftigkeit. Ebenda, 1913.
— Die Pathologie des einzigen Kindes. Ergebn. d. inn. Med. u. Kinderheilk. Bd. 17, S. 23
— Die Erziehung der Eltern. Wien: Anzengruber-Verlag 1916.
— Die geschlechtliche Aufklärung im Erziehungswerke. 2. Aufl. Wien: Šafář 1922.
Frost, Aus dem Kinderleben. Internat. Zeitschr. f. ärztl. Psychoanalyse. Jg. 5, S. 109.
Fuchs: A.: Zwei Fälle von sexueller Paradoxie. „Führet alle zum Licht!" Jg. 12, S. 37. Wien.
Fürbringer: Die Störungen der Geschlechtsfunktionen des Mannes. 2. Aufl. Wien 1901.
— Eulenburgs Realenzyklop. 4. Aufl., Bd. 11, S. 51.

Galant: Das „Lutscherli". Neurol. Zentralbl. Nr. 20. 1919.
Gött: Zur Bedeutung des Assoziationsversuches im Kindesalter. Monatsschr. f. Kinderheilk., Orig. 1913. S. 51.
Harnik: Ein Beitrag zum Thema: Infantile Sexualität. Zentralbl. f. Psychoanalyse Jg. 2, S. 37.
Hattingberg, v.: Analerotik, Angstlust und Eigensinn. Internat. Zeitschr. f. ärztl. Psychoanalyse. Jg. 2, S. 244.
— Zur Psychologie des kindlichen Eigensinns. Zeitschr. f. Pathopsychol. Erg.-Bd. 1914.
Havelock, E.: Das Geschlechtsgefühl. 1903.
— Geschlecht und Gesellschaft. Würzburg: Kabitzsch 1910—1911.
— Geschlechtstrieb und Schamgefühl. Würzburg: Kabitzsch 1907. Alle diese Werke übersetzt v. Kurella.
Heubner: Lehrb. d. Kinderheilk. Leipzig: Barth 1908.
Hirsch: Über Magenstörungen bei Masturbation. Berl. klin. Wochenschr. 1908. Nr. 12.
Hirschfeld, M.: Sexualpathologie. Bonn: Marcus u. Weber 1917.
Hirschsprung: Erfahrungen über die Onanie bei kleinen Kindern. Berl. klin. Wochenschr. 1886. H. 38.
Hitschmann: Gesteigertes Triebleben und Zwangsneurose bei einem Kinde. Internat. Zeitschr. f. ärztl. Psychoanalyse. Jg. 1, 1913.
— Kinderangst und Onanieentwöhnung. Ebenda, Jg. 3, S. 37.
Höck: Verhandl. d. dtsch. Ges. f. Kinderheilk. Wien 1913.
Hug-Hellmuth: Aus dem Seelenleben des Kindes. Leipzig u. Wien: Deutike 1913.
— Analyse eines Traumes eines $5^1/_2$ jährigen Knaben. Zentralbl. f. Psychoanalyse. Bd. 2. 1911.
— Zur weiblichen Masturbation. Ebenda, Bd. 3, S. 17.
— Kindervergehen und Kinderunarten. Internat. Zeitschr. f. ärztl. Psychoanalyse. Jg. 1, S. 372.
— Kinderträume. Ebenda, Jg. 1, S. 470.
— Tagebuch eines halbwüchsigen Mädchens. Internat. psychoan. Verlag. Quellenschr. Nr. 1.
Internat. Kongreß für Schulhygiene in Nürnberg. Ref. im Jahrb. f. Kinderheilk. Bd. 59, S. 706. 1904.
Jones: Die Bedeutung der frühesten Eindrücke für Vorliebe und Abneigung. Internat. Zeitschr. f. ärztl. Psychoanalyse. Bd. 1. 1913.
— Psychoanalysis and Edukation. Papers on Psycho-Analys. 1910.
— The Value of Sublimating Prozesses for Education and Re-Education. Ebenda 1913.
Isserlin: Die psycho-analytische Methode Freuds. Zeitschr. f. d. ges. Neurol u. Psychiatr., Orig. Bd. 1, S. 78.
Jung: Die Bedeutung des Vaters für das Schicksal des einzelnen. Jahrb. f. Psychoanalyse. Jg. 1, S. 155.
— Über Konflikte der kindlichen Seele. Ebenda, Bd. 2, S. 33.
Kanitz: Geschlechtliche Erziehung. Sozialist. Erziehung. Jg. 2, H. 1—3. Wien 1922.
Kassowitz: Praktische Kinderheilk. Berlin: Julius Springer 1910.
Kelsen: Der Begriff des Staates und die Sozialpsychologie. Imago, Bd. 8, S. 97. Wien 1922.
Klein: Der Familienroman in statu nascendi. Internat. Zeitschr. f. ärztl. Psychoanalyse. Jg. 6, S. 151.
— Eine Kinderentwicklung. Imago, Bd. 7, S. 251.
Lindner: Das Saugen an den Fingern, Lippen usw. bei den Kindern. Jahrb. f. Kinderheilk. Bd. 14. 1879.
— Masturbation im weiblichen Leben vom Säuglingsalter bis zum Klimakterium. Vortr. beim 2. intern. Kongr. f. Kinderschutz, Budapest 1899. Ref. Jahrb. f. Kinderheilk.
Löwenfeld: Über sexuelle Konstitution und andere Sexualprobleme. Wiesbaden: J. F. Bergmann 1911.
— Über die Sexualität im Kindesalter. Sexualprobl. Juli-August 1911.
Mantegazza: Die Physiologie der Liebe. Jena.
Marcinowski: Ärztliche Erziehungskunst und Charakterbildung. München 1916.
— Zur Frage des infantilen Sexualität. Berl. klin. Wochenschr. 1909. Nr. 20.
Mayr: Gedanken zur Sexualpädagogik. Zeitschr. f. Bekämpf. d. Geschlechtskrankh. Bd. 20, S. 109.

Meirowsky: Über das sexuelle Leben unserer höheren Schüler. Zeitschr. f. Bekämpf. d. Geschlechtskrankh. Bd. 11.

Mensendieck: Zur Technik des Unterrichts und der Erziehung während der psychoanalytischen Behandlung. Jahrb. f. Psychoanalyse. Bd. 5, S. 455.

Neter: Die Masturbation im vorschulpflichtigen Alter. Arch. f. Kinderheilk. Bd. 60, 61, S. 497.

Neurath: Die Geschlechtsreife und ihre Pathologie. Wien. klin. Wochenschr. 1922. Nr. 36—37.

Niedermann: Der „männliche Protest" im Lichte von Kinderanalysen. Zentralbl. f. Psychoanalyse. Bd. 4, S. 270.

Oberholzer: Ein Kindererlebnis. Internat. Zeitschr. f. ärztl. Psychoanalyse, Jg. 1, S. 69.

Ossendowsky: Ein neues Zeichen des Onanismus bei Jünglingen. Ref. Arch. f. Kinderheilk. Bd. 53, S. 468.

Pfister: Die psychoanalytische Methode. Bd. 1 des Pädagogium 1913.
— Zum Kampf um die Psychoanalyse. Internat. psychoanal. Bibliothek. Nr. 8.
— Ein neuer Zugang zum alten Evangelium. Gütersloh: Bertelsmann 1918.

Rank-Hug-Hellmuth: Ein Beitrag zur infantilen Sexualität. Internat. Zeitschr. f. ärztl. Psychoanalyse. Jg. 1, S. 366, 371.

Raalte: Äußerungen von Sexualität bei Kindern. Internat. Zeitschr. f. ärztl. Psychoanalyse. Jg. 5, S. 103.

Reik: Vom Seelenleben eines 2jährigen Kindes. Internat. Zeitschr. f. ärztl. Psychoanalyse. Jg. 4, S. 329.

Reitler: Eine infantile Sexualtheorie und ihre Beziehung zur Selbstmordsymbolik. Internat. Zeitschr. f. ärztl. Psychoanalyse. Jg. 2, S. 114.

Régis: Zwei Fälle von Onanismus bei Kindern, behandelt durch hypnotische Suggestion. Ref. Arch. f. Kinderheilk. Bd. 56, S. 466.

Ribbing: L'Hygiène sexuelle. Paris 1895.

Rohleder: Die Masturbation. 1899.

Rowland und Freeman: Amerik. pädiatr. Ges. 26. Jahresvers. 1914. Ref. Arch. f. Kinderheilk. Bd. 64, S. 403.

Sadger: Zur Psychologie des einzigen und des Lieblingskindes. Fortschr. d. Med. 1911. Nr. 26.
— Sexualität und Erotik im Kindesalter. Mod. Med. Bd. 6, H. 2—3.
— Über Urethralerotik. Jahrb. f. Psychoanalyse. Bd. 2.

Schmidt: Gefühlsregungen eines Dreijährigen. Zeitschr. f. Kinderforsch. Jg. 20, H. 5—6.

Scupin, E. u. G.: Bubis erste Kindheit. Tagebuch über die geistige Entwicklung eines Knaben. 1907 u. 1910.

Shinn: Körperliche und geistige Entwicklung eines Kindes. Deutsch von Glabbach u. Weber. 1905.

Siebert: „Wie sag' ich's meinem Kinde?" München: Reinhardt.

Spielrein: Beiträge zur Kenntnis der kindlichen Seele. Zentralbl. f. Psychoanalyse. Bd. 3. 1912.
— Die Äußerungen des Ödipuskomplexes im Kindesalter. Internat. Zeitschr. f. ärztl. Psychoanalyse 4. Jg., S. 44.

Stanley, Hall: Adolescence its psychology and its relations to physiology, anthropology, sociology, sex, crime, religion and education. New York 1908.

Stern: Die Anwendung der Psychoanalyse auf Kindheit und Jugend. Leipzig: Barth 1913.

Sully: Untersuchungen über die Kindheit. Deutsch von Stimpfl. 1909.

Tausk: Zur Psychologie der Kindersexualität. Internat. Zeitschr. f. ärztl. Psychoanalyse. Jg. 5. 1913.

Thalhofer: Die sexuelle Pädagogik bei den Philanthropen. Kempten: Kösel 1907.

Thiemich: Im Handb. f. Kinderheilk. Pfaundler-Schloßmann. 2. Aufl., Bd. 4, S. 356.

Tiedemann: Beobachtungen über die Entwicklung der Seelentätigkeit beim Kinde.

Tobler: Über funktionelle Muskelhypertrophie infolge exzessiver Masturbation. Monatsschr. f. Kinderheilk., Orig. Bd. 3, S. 511.

Weiss, Ed.: Beobachtungen infantiler Sexualäußerungen. Internat. Zeitschr. f. ärztl. Psychoanalyse. Jg. 3, S. 106.

Weiss, K.: Aus dem kindlichen Sexualleben. Sexualwissensch. Bd. 7, S. 32.

Wexberg: Die Überschätzung der Sexualität. Sexualwissensch. Bd. 1, S. 450.

Wile: Ein Programm für sexuelle Aufklärung. Arch. of Pediatr. Bd. 29, S. 126. 1912. Ref. Jahrb. f. Kinderheilk. Bd. 76, S. 354.
Wild, v.: Versuch einer Belehrung über die sexuelle Frage usw. Zeitschr. f. Schulgesundheitspfl. Bd. 24, S. 163.
Wulff: Beiträge zur infantilen Sexualität. Zentralbl. f. Psychoanalyse. Bd. 2, S. 6.
Wulffen: Das Kind. Berlin: Langenscheidt 1913.
Zappert: Enuresis. Ergebn d. inn. Med. u. Kinderheilk. Bd. 18, S. 109.
— Die Behandlung der Enuresis. Klin. Wochenschr. 1922, H. 1—2.

Einleitung.

Daß die Sexualität des Kindes den Pädagogen sowohl, wie den Kinderärzten noch vor kurzem ein Buch mit sieben Siegeln, nein, eine unbekannte Tatsache war, gegen deren Kenntnisnahme sie sich auch jetzt noch oft genug aufs heftigste sträuben, ist eine der kultur-psychologischen Erscheinungen, die uns von der Voraussetzungslosigkeit unseres wissenschaftlichen Betriebes recht bescheiden denken lehren müßten. In den Lehrbüchern und Werken, die von der Kinderpsychologie handeln, selbst in dem neuen, schönen Werke von Bühler sucht man vergebens nach einer Schilderung des kindlichen Trieblebens, und die Lehrbücher der Kinderheilkunde und der offizielle Unterrichtsbetrieb dieses Faches kennen ebensowenig ein Kapitel von der Physiologie und Pathologie des kindlichen Sexuallebens. Wo seiner in einem kurzen Hinweise Erwähnung geschieht, handelt es sich um vorzeitige geschlechtliche Betätigungen und Infektionen nach der Art der Erwachsenen, und auch die gerichtliche Medizin befaßt sich gelegentlich mit dem Kinde als Sexualobjekt der Erwachsenen. Das Kind selbst aber gilt als asexuell. Beobachtungen, die dem zu widersprechen scheinen, werden fast immer mit Worten moralischer Entrüstung oder mindestens der Niedergeschlagenheit mitgeteilt. Tat dies Hirschsprung in der meines Wissens ersten größeren wissenschaftlichen Mitteilung über die Onanie bei kleinen Kindern — „Eine nützliche, wenn auch traurige Kenntnis" will er den Ärzten vermitteln —, so äußert sich heute, nach 36 Jahren, ein hervorragender Neurologe, Alfred Fuchs, nur noch entrüsteter. Und doch weist Freud mit Recht darauf hin, wie sonderbar sich die Autoren, die sich mit der Erklärung der Eigenschaften und Reaktionen des Erwachsenen beschäftigen, wohl um ihre Vorzeit bekümmern, soweit sie in ihren Vorfahren, also in der Erblichkeit gegeben ist, dagegen nicht um jene andere Vorzeit, welche bereits in das individuelle Leben fällt, um die Zeit der Kindheit. Als Freud in ingeniöser Weise aus seinen Erfahrungen an erwachsenen Nervenkranken Rückschlüsse zu ziehen begann auf das Leben und Werden des Kindes, da bot die medizinische Literatur so gut wie nichts zur Stütze seiner überraschenden Befunde. Im Jahre 1902 war wohl eine Arbeit von S. Bell, ein Jahr später das bekannte Buch von Havelock Ellis über das Geschlechtsgefühl erschienen, aber erst nach jahrelanger vielgeschmähter Forschertätigkeit Freuds auf diesem Neuland haben Stanley Hall und Bleuler fast gleichzeitig Erfahrungen bekannt gemacht, die der Wiener Forscher als Bestätigungen seiner Aufstellungen buchen konnte. A. Moll hat etwa zu gleicher Zeit sein wertvolles Werk über das Sexualleben des Kindes veröffentlicht, im lebendigen Gefühle wohl der Lücke in der Forschung, auf die ich oben nach Freud hinwies, aber immer noch von Vorurteilen und Rücksichten, die mit dem Gegenstande selbst nichts zu tun haben, allzusehr gehemmt. Wertvolle Beiträge brachte auch Löwenfeld. Die zünftige Neurologie begnügte sich, ohne eine Nachprüfung für nötig zu erachten, mit einer entschiedenen Ablehnung. So sagt z. B. Isserlin: „Der Entwurf endlich, den Freud von der Sexualentwicklung des Kindes gibt, erscheint im wesentlichen als freie Dichtung und nur ermöglicht durch die Willkür seines Verfahrens." Die psychoanalytische Schule trug indes reiches Material zusammen, und schon im Jahre 1913 konnte Frau Hug-Hellmuth in einer größeren Studie zum Seelenleben des Kindes als Pädagogin jene beklagte Lücke füllen. Noch immer aber nahm die Pädiatrie von der bedeutsamen Erweiterung ihres Wissensgebietes keine Kenntnis, bis Friedjung zuerst in seiner im Felde entstandenen „Erlebten Kinderheilkunde" und kürzlich in einer speziell diesem Gegenstande gewidmeten Arbeit das Interesse der Fachkollegen für die Sexualität des Kindes zu gewinnen versuchte.

Dieses seltsame Verhalten unserer Wissenschaft scheint nicht ohne weiteres verständlich. Die konventionellen Rücksichten, die sich aus der Erziehung ergeben, können für dieses sonderbare Gehaben der Autoren nicht ausschlaggebend sein, da doch auch Physiologie und Anatomie und nicht minder die Lehre von Frauen- und Geschlechtskrankheiten es an der notwendigen vorurteils-, ja rücksichtslosen Offenheit nicht fehlen lassen. Jeder der Forscher war doch selbst Kind, hatte Geschwister und Gespielen; und doch vermochten es bisher weder Darstellungen von Dichtern und Malern, noch Tagebücher und Selbstbiographien, am wenigsten die von Psychoanalytikern aufgedeckten Kindheitserinnerungen von Gesunden und Kranken, das Vorurteil von der asexuellen Kindheit zu brechen. Aber auch die naheliegende Erwägung, daß es doch auch sonst in der Biologie keine Sprünge gebe, und daß eine so bedeutsame biologische Erscheinung, wie die mächtig anschwellende Welle von Triebregungen in der Zeit der Geschlechtsreife nicht plötzlich aus dem Nichts entstehen könne, vermochte das seltsame Skotom unserer pädologischen Forschung zu hindern. Freud macht für dieses merkwürdige Phänomen mit Recht die auch sonst bekannte infantile Amnesie verantwortlich: Den meisten Menschen (nicht allen!) sind die ersten Kinderjahre etwa bis zum 6. oder 8. Lebensjahr bis auf geringe Reste aus der Erinnerung entschwunden. Das ist um so auffälliger, als wir doch allen Grund zu der Annahme haben, unser Gedächtnis sei zu keiner anderen Lebenszeit aufnahms- und reproduktionsfähiger als gerade in den Jahren der Kindheit. Ich wohnte dem Vortrage eines Kinderarztes bei, in dem eine Reihe recht anfechtbarer Mitteilungen über die Psychologie des Kleinkindesalters gemacht wurde; als ich den Mann später fragte, wie es denn in seiner eigenen Kindheit gewesen sei, gestand er, daß er für die Zeit bis zum Eintritte in die Schule keinerlei Erinnerungen habe. Freud weist nach, daß diese Verhüllung des Erinnerns tendenziös sei, daß es sich um eine „Verdrängung" von Erinnerungen handelt, die für unser von der Erziehung bearbeitetes Bewußtsein peinlich geworden sind. Das Kind ist ein anfangs nur dem „Lustprinzip" lebendes Triebwesen. Mit der Entwicklung des Verstandes unter der erzieherischen Beeinflussung lernt es immer mehr auf unmittelbaren Lustgewinn verzichten, sich den Realitäten anpassen, dem „Realitätsprinzip" genügen. Die Erinnerung, man sei einmal so ganz anders gewesen, als man hätte sollen, geht zugleich den meisten Menschen verloren. So hat die Forschung wohl das Märchen vom Paradies als ein Phantasiegebilde frommer Wünsche enthüllt, das Paradies in der Ontogenese aber, die asexuelle, unschuldige Kinderzeit, darf immer noch wissenschaftlich vertreten, ihre Ablehnung, sei sie auch gestützt auf Beobachtungen, als Blasphemie gebrandmarkt werden.

Die vorliegende Abhandlung möchte das Thema der kindlichen Sexualität mit den Folgerungen behandeln, die sich vor allem für unser ärztliches, aber auch für unser erzieherisch-vorbeugendes Handeln ergeben, mit der selbstverständlichen Einschränkung, daß hier der Forschung noch viel Arbeit vorbehalten ist.

I. Die kindliche Sexualität.
1. Begriffsbestimmung.

Ein gut Teil des Widerstandes gegen die Annahme einer kindlichen Sexualität hat seine Quelle in dem engbegrenzten Umfang, den man noch zumeist dem Begriffe der Sexualität zuzuerkennen geneigt ist. Wenn wir als sexuelle Äußerung nur das gelten lassen, was der geschlechtlichen Vereinigung mit einem Partner des anderen Geschlechtes, oder gar nur das, was der geschlechtlichen Fortpflanzung dienen soll, dann allerdings werden wir beim Kinde, abgesehen von den immerhin nicht sehr häufigen Fällen der Verführung durch Erwachsene oder der bewußten Nachahmung beobachteter Sexualakte, alles Sexuelle vermissen. Stecken wir aber den Begriff der Sexualität so eng, so bleibt uns nicht nur das Verhalten des Kindes vielfach unverständlich und damit der Vorgang der Geschlechtsreife ein unfaßbares Begebnis, sondern es fehlt uns auch jeder Zugang zum Verständnis der sogenannten Perversionen und Inversionen auf dem Gebiete des Geschlechtslebens Erwachsener. Ja, wir werden nicht einmal das Liebesleben der „normalen" Erwachsenen verstehen, die sich zu Zeiten an einem platonischen Liebesgedicht, einer mit keuscher Verehrung bewahrten welken Blume genügen lassen:

„Schaff' mir ein Halstuch von ihrer Brust,
Ein Strumpfband meiner Liebeslust!"
(Faust, erster Teil.)

Daß aber die im Kindesalter so häufige Onanie, auch wenn sie nicht wechselseitig geschieht, auch wenn sie nicht mit Phantasien verbunden ist, die dem anderen Geschlechte gelten, ein sexueller Vorgang ist, unterliegt doch wohl keinem Zweifel. Solche Erwägungen und überraschende Erfahrungen an Neurotikern waren es, die Freud bestimmten, dem geschlechtlichen Triebleben einen weiteren Rahmen zu stecken, als bis dahin üblich war, und alle lustbetonten Triebbefriedigungen, die nicht dem Zwecke der Selbsterhaltung dienen, in ihn zu fassen. Lehrt doch tatsächlich die Erfahrung an dem gesunden Geschlechtsreifen, daß alle diese Triebregungen, wie Hauterotik (das lustvolle Streicheln der Geliebten), Riechtrieb (vom Haar der Geliebten bis zu weit brutaleren Äußerungen), die Munderotik im Kuß und anderen Betätigungen, der Schautrieb in der erregten Entblößung, der Dulder- und Quältrieb in heftigen, selbst schmerzhaften Umarmungen, um nur einige auffällige zu nennen, oder mehrere von ihnen immer wieder dazu verwendet werden, „durch ihre geeignete Reizung einen gewissen Beitrag von Lust zu liefern, von dem die

Steigerung der Spannung ausgeht, welche ihrerseits die nötige motorische Energie aufzubringen hat, um den Sexualakt zu Ende zu führen" (Freud). Ist man zweifellos berechtigt, alle jene genannten Triebregungen, die Freud als „Partialtriebe" bezeichnet, den geschlechtlichen zuzurechnen, sie auch nicht anders zu beurteilen, wenn sie sich, wie so häufig, isoliert betätigen, ohne vom Geschlechtsakte als solchem gefolgt zu sein, so wäre es ein arger Mangel an Folgerichtigkeit, sie dann als „asexuell" zu werten, wenn sie am Kinde beobachtet werden, und aus begreiflichen psychophysiologischen Gründen hier so gut wie niemals zur Vorbereitung des „normalen" Geschlechtsaktes dienen. Diese Teiltriebe führen beim Kinde sozusagen ein selbständiges Leben, bis in der Zeit der Geschlechtsreife die Rolle der Genitalien eine überragende, die Wirkung der anderen Partialtriebe in den Dienst ihrer terminalen, von höchster Lust begleiteten Funktion gestellt, der „Primat der Genitalzonen" (Freud) aufgerichtet wird. Und wie wir die Erwachsenen, deren Sexualtrieb sich in der Erstrebung des Zieles eines der Partialtriebe erschöpft, als Perverse zu bezeichnen pflegen, so kann man das normale Kind sozusagen als potentiell polymorph-pervers benennen. „Es ist lehrreich," führt Freud in diesem Zusammenhange aus, „daß das Kind unter dem Einflusse der Verführung polymorph-pervers wird, zu allen möglichen Überschreitungen veranlaßt werden kann. Dies zeigt, daß es die Eignung dazu in seiner Anlage mitbringt: Die Ausführung findet darum geringe Widerstände, weil die seelischen Dämme gegen sexuelle Ausschreitungen, Scham, Ekel und Moral, je nach dem Alter des Kindes, noch nicht aufgeführt oder erst in Bildung begriffen sind." Weit entfernt also, asexuell zu sein, ist das Kind vielmehr zunächst, psychisch genommen, ein auf Lustgewinn eingestellter Triebkomplex, und erst Sinneseindrücke, tausenderlei Erfahrungen, erzieherische Einflüsse im weitesten Sinne lassen es allmählich mannigfache andere Interessen gewinnen, die es zur Einfügung in ihre Kulturgemeinschaft geeignet machen. Wie sich seine sexuellen Triebregungen äußern, welche Wandlungen sie eingehen, wie sie unter aufschlußreichen Gesichtspunkten vorläufig in Gruppen zusammengefaßt werden können, soll der Inhalt des nächsten Abschnittes sein.

2. Allgemeine Eindrücke.

Wenn es trotz aller Erfahrungen der Kinderstube der zünftigen Wissenschaft bis vor kurzem selbstverständlich war, Sexualäußerungen des Kindes, die manchmal eben doch so aufdringlich sind, daß sie nicht übersehen werden können, als regelwidrige Vorkommnisse zu beschreiben, so war es schon ein gewaltiger Fortschritt, als Moll feststellte, sexuelle Vorgänge seien im Kindesalter weit häufiger, als man gewöhnlich annehme, und sie seien durchaus kein Beweis der Entartung oder krankhafter Veranlagung. Man machte nun freilich wieder Unterschiede geltend, die in Familie, Rasse, Klima, Jahreszeit, häuslichen Verhältnissen begründet seien, spielte die frühere gesündere Zeit gegen die Gegenwart, Land gegen Stadt aus, wenn auch Kultur- und Sittengeschichte den Unbefangenen anderes lehren mochten. (So berichtet z. B. Hans Boesch, daß der Ulmer Rat im Jahre 1527 an die Inhaber des Bordells den Befehl richtete, Knaben von 12—14 Jahren nicht mehr einzulassen, sie vielmehr mit Ruten hinauszutreiben.) Die populären, vielgelesenen, von der Schulmeinung aber eben darum nicht beachteten Darstellungen Mantegazzas, Forels, Havelock Ellis' führten wohl ein Stück weiter, aber erst der von Freud begründeten Methode war es vorbehalten, die Menschen als Sexualwesen wieder in ihrer Einheit zu erkennen: das Kind als den triebhaften, auf Lustgewinn eingestellten Vorläufer des geschlechtsreifen Erwachsenen, diesen wieder als das große Kind, zu jedem Rückfalle auch in das äußerliche Gehaben des Unerwachsenen bereit und nur selten durch unermüdliche Selbstzucht über den normalen Infantilismus hinausgewachsen. Unsere Erziehung hat uns bisher den Blick dafür verschlossen: Wir schilderten einerseits als Kind das, was den Erziehern die geringsten Schwierigkeiten machen würde, wenn es Derartiges gäbe, und verfolgten jede sexuelle Äußerung des Kindes als Laster und sind andererseits mit tiefer Hochachtung erfüllt worden vor jedem Infantilismus, wenn er sich nur einen würdigen Bart umgehängt hat, und lernten allzuselten oder mindestens allzuspät, die Mehrzahl der Erwachsenen nicht voll zu nehmen. — Dem Kinde kann jede Stelle seines Körpers zur Vermittlerin von Lustempfindungen werden, vor allem jede Haut- und Schleimhautstelle, aber auch Muskeln, Gelenke, Sinnesorgane, endlich jedes in seiner Funktion dem Willen unterworfene Organ. Gibt es auch bestimmte Haut- und Schleimhautstellen, die einer solchen Lustvermittlung de norma im besonderen Maße fälig sind, die von Freud als erogene Zonen bezeichneten, wie z. B. Mund, After, Uethralschleimhaut, Glans penis und Klitoris, so hat doch auch jede der oben genannten Körperstellen virtuell die Möglichkeit einer solchen Funktion. Die biologischen Probleme, die sich an diese Beobachtung knüpfen, hat Alfred Adler in einer bedeutsamen Studie behandelt. Die erogenen Zonen sind geeignet, auf Reize gewisser Art mit einer Lustempfindung von bestimmter Qualität zu antworten. Diesen lusterzeugenden Reiz muß das Kind erst erfahren haben, um auf seine Wiederholung dringen zu lernen. Es scheint, daß es einzelne dieser Erfahrungen schon in utero erworben hat, und so begegnen wir schon beim Neugeborenen derartigen Triebregungen. Das extrauterine Leben aber bringt reiche Gelegenheiten zur Bewußtwerdung erogener Zonen, und so kann der Säugling eine ganze Skala von triebhaften Lustbefriedigungen kennen und schätzen lernen. Die Betätigung dieser „Partialtriebe", denn um sie handelt es sich ja, kann leicht exzessive Steigerungen erfahren. Hier setzt nun die Erziehung ein, als Kampf also der um das Kind bemühten Erwachsenen gegen die schrankenlose Triebbefriedigung. Idiotie mit ihren fließenden Übergängen bis zur kaum merklichen geistigen Minderwertigkeit sind für solche Bemühungen mehr oder weniger unüberwindliche Hemmnisse. Der Vollidiot ist in dieser Hinsicht völlig unzugänglich, und seine Neigung zu ungehemmter Masturbation ist eine bekannte Erscheinung. Je geringer der Defekt intellektueller Entwicklungsmöglichkeit, desto eher wird die erzieherische Bemühung um die Eindämmung, Umbiegung, Umwandlung der Triebe gelingen. Dabei möchte ich aber schon an dieser Stelle auf das reziproke Verhältnis aufmerksam machen, das sich in diesem Entwicklungsgange herausstellt: die intellektuelle Reifung und Vertiefung bezieht aus dieser steten Triebbearbeitung ihre wertvollsten Quellen. Diese fortschreitende Unterdrückung der sexuellen Regungen im jungen Kinde, die bald leichter, bald schwerer gelingt, immer wieder durch deutliche Vorstöße der Sexualentwicklung durchbrochen wird, bestimmt W. Fließ von einer sexuellen Latenzperiode zu sprechen, eine Formulierung, die auch Freud angenommen hat. Auch nach meinen Erfahrungen darf man sich diese Latenz nicht bei allen Kindern gleich zuverlässig vorstellen; man kann Variationen individueller Art im breitesten Ausmaße beobachten. Um das dritte bis vierte Lebensjahr sollen nach Freud jene Durchbrüche von Sexualäußerungen regelmäßig deutlich zur Beobachtung gelangen. „Während dieser Periode totaler oder bloß partieller Latenz werden die seelischen Mächte aufgebaut, die später dem Sexualtrieb als Hemmnisse in den Weg treten und gleichwie Dämme seine Richtung beengen werden (der Ekel, das Schamgefühl, die moralischen und ästhetischen Vorstellungsmassen). Man gewinnt beim Kulturkind den Eindruck, daß der Aufbau dieser Dämme ein Werk der Erziehung ist, und sicherlich tut die Erziehung viel dazu. In Wirklichkeit ist diese Entwicklung eine organisch bedingte und kann sich gelegentlich ganz ohne Mithilfe der Erziehung herstellen. Die Erziehung verbleibt durchaus in dem ihr angewiesenen Machtbereich, wenn sie sich darauf einschränkt, das organisch Vorgezeichnete nachzuziehen und es etwa sauberer und tiefer auszuprägen" (Freud). Moll unterscheidet im Anschluß an Max Dessoir drei Stadien der Entwicklung des kindlichen Geschlechtstriebes: 1. das neutrale, die früheste Kindheit, ohne psycho-sexuelle Vorgänge; 2. das undifferenzierte Stadium, in dem die Kinder, in der Wahl ihres Liebesobjektes vom äußeren Zufall abhängig, auch der homosexuellen Neigung fähig sind, ohne darum krankhaft verändert zu sein; 3. das Stadium der Differenziertheit in der Objektwahl nach dem Geschlechte. — Diese Einteilung entspricht aber in ihrer Einfachheit durchaus nicht dem Verhalten der lebendigen Kinder und ist eine bloße Konstruktion. — Brauchbarer für die Gruppierung der Erscheinungen ist jene, die ich schon in meinen früheren Arbeiten gewählt habe. Die ersten Lustbefriedigungen werden am eigenen Körper gefunden und dann immer wieder gesucht. Sie, die Havelock Ellis mit dem Terminus autoerotisch glücklich benannt hat, sind bezeichnend für die früheste Zeit der Kindheit, in der der eigene Körper erst entdeckt wird, in der es auch an der Möglichkeit der Ortsveränderung und an der Kraft zum Angriff auf einen Partner noch fehlt. Die Autoerotik verliert später an Bedeutung, ohne jemals ganz ausgeschaltet zu werden, jederzeit noch unter dazu günstigen Umständen der Reaktivierung fähig. — Frühzeitig aber geht das Kind schon zu Versuchen über, sich auch eine zweite Person zum Zwecke des Lustgewinnes dienstbar zu machen, es wird heteroerotisch. Die ersten Liebesobjekte findet es in den Eltern und Pflegern, die ihrerseits selbst gerne zur Übernahme dieser Rolle bereit zu sein pflegen. Nach Freud und den Arbeiten seiner Schüler ist diese erste Objektwahl für das weitere Leben außerordentlich bedeutsam und vorbildlich; daneben spielt die Selbstverliebtheit (Narzissmus) eine Zeitlang eine auch für das spätere psychosexuelle Verhalten dauernd bedeutungsvolle Rolle. In der Zeit der Geschlechtsreifung findet schließlich unter dem bekannten Einflusse innersekretorischer Vorgänge jene Umgruppierung und Zusammenfassung der vorher gleichsam autonomen Partialtriebe unter dem Primat der Genitalzone statt, die wir als den normalen Abschluß der Sexualentwicklung ansehen, ohne uns zu verhehlen, daß diese sogenannte Norm ein „weites Land" ist, in dem, wie wir früher sahen, gelegentlich Äußerungen Raum finden, die in das Gebiet der Perversionen, ja auch der Inversionen weisen.

Noch einer Formulierung sei Erwähnung getan, die von Freud und Abraham stammt. Sie geht dahin, daß in der Zeit vor der Aufrichtung des Vorrangs der Genitalien, in der prägenitalen Zeit, am Beginne ein Stadium bedeutsam sein dürfte, in dem der erogenen Mundzone dieser Vorrang zukam, und das als oral-kannibalistische Organisation bezeichnet wurde, dem dann ein zweites, deutlicher nachweisbar, folge, das als sadistisch-anale Organisation zu charakterisieren wäre, in der ähnlich Dessoirs zweitem Stadium das Geschlecht noch eine geringe Rolle spiele. Ich habe auch dieser Aufstellung erwähnt, wiewohl sie bescheiden als vorläufig hingestellt wurde, weil ich für ihre Existenz Beispiele meiner Beobachtung werde anführen können.

Im ganzen betrachtet zeigt die Sexualität demnach etwa folgenden Entwicklungsgang: In der ersten Kindheit kann man fast den ganzen Körper als des sexuell gefärbten Lustgewinns fähig erkennen. Neben der Betätigung der ausgezeichneten erogenen Zonen beobachten wir die Lust des Laufens, Springens, Kletterns, Jauchzens, Kitzels, die zahllosen Abwandlungen nur dem Kinde eigener lustvoller Betätigungen: diffuse Körpererotik. Es scheint, als trete allmählich eine Abstumpfung gegen die Mehrzahl dieser Lustbefriedigungen ein, während die besonderen erogenen Stellen, besonders das Genitale mehr und mehr von den zur Abfuhr drängenden Triebenergien an sich ziehen. Je älter das Kind, desto mehr verblaßt sein Interesse an dem ungebundenen Tollen der Kleinkinder: „ruhige Spiele" mit starker Inanspruchnahme des Verstandes (Baukasten, Fröbels bekannte Spiele in seither vielfach ersonnenen Abänderungen), Lektüre, künstlerische Neigungen drängen sich vor. Die Erzieher und wohl auch der Arzt sehen es ungern, wenn dieser Wandel allzufrüh und allzu gründlich geschieht: das ist dann kein „rechtes Kind". Umgekehrt fordern die Erzieher, daß jene Zeit der diffusen Körpererotik doch rechtzeitig abklinge. Wenn etwa ein 14jähriger Junge noch vornehmlich am Umhertollen, ein 12jähriges Mädchen am Schnurspringen und Reifentreiben sein Gefallen findet, dann wird ihm vorgerückt, daß dies für sein Alter doch nicht mehr passe. Freilich geben solche konstitutionell verschiedene Triebneigungen nicht spurlos verloren. In der Lust am Tanz, am Sport jeglicher Art, am Rauchen, am Singen usw. feiern sie ihre Auferstehung, und wir werden bei der Erörterung der Bedeutung des Sports für die Beherrschung des Sexuallebens noch einmal auf diese Zusammenhänge zurückkommen müssen. — Die weitere Schilderung der Entwicklung, des Gipfels und der Rückentwicklung des sexuellen Verhaltens kann im Rahmen dieser Arbeit nicht mehr Raum finden.

3. Sexualäußerungen des Kindes.

a) Autoerotik.

Die erste erogene Zone, die wir beim Kinde in Verwendung sehen, ist die Mundzone. Im sogenannten Ludeln, Lutschen oder Wonnesaugen, wie es Lindner, der erste verdienstvolle Schilderer dieser Kindergewohnheit nannte, findet sie ihre erste lustvolle Betätigung. Die meisten Autoren, so Löwenfeld, insbesondere auch Moll meinen, diese Neigung als Ausdruck des Hungergefühls ansehen zu dürfen, und berufen sich darauf, daß das Kind sofort zu saugen aufhöre, wenn es gesättigt sei. Jeder in der Säuglingskunde Erfahrene kennt aber jene Säuglinge, die, wenn man es zuläßt, auch nach der

Mahlzeit, die bei ihnen oft, ohne daß Milchmangel bestünde, unzulänglich ist, kraftlos, ohne zu saugen, weiterludeln. Wohl ist die normale Funktion der Mundzone für den Neugeborenen von vitalem Interesse; bildet sie doch die Brücke für die Einleitung der Ernährung an der Brust, wohl auch an der Flasche. Viele Kinder saugen aber schon wenige Minuten nach der Entbindung an einem ihrer Finger, und schon der erste Versuch des Anlegens an eine geeignete Brust gelingt meist so überraschend gut, daß die Vermutung, die erfolgreiche Reizung der Mundzone werde schon in utero geübt, durchaus nicht von der Hand zu weisen ist. „Das Ludeln gewinnt," wie ich schon an anderer Stelle sagte, „und dies scheint mir theoretisch wichtig, die Schätzung des Kindes nicht, wie bisher gemeint wurde, weil es auf diesem Wege seinen Hunger zu befriedigen pflegt, sondern der Neugeborene lernt trinken, indem die Milch beim lustvollen Saugen an der Brust oder Flasche als unerwarteter Nebengewinn erhalten wird." So ist es zu verstehen, warum der Säugling die Brust bei jedem Erwachen nimmt, auch wenn er durchaus nicht hungrig sein kann — manche Überfütterungsdyspepsie kommt so zustande — und warum Neugeborene mit schweren Läsionen des Zentralnervensystems das Trinken nicht erlernen können. Ich habe auch versucht, das trinkfaule Verhalten vieler neuropathischer Säuglinge so zu erklären, daß sie, an der Mundzone allzu reizbar, schon nach einigen kräftigen Saugbewegungen ihre Sauglustbefriedigung erfahren haben und auf ihre Fortsetzung verzichten — ein Analogon zur Ejaculatio praecox. — Forels theoretische Einwendungen können dieser auf der unmittelbaren Beobachtung fußenden Darstellung nichts anhaben.

Das Ludeln wird zunächst vom Säugling meist an einem oder mehreren Fingern betrieben, immer an denselben, dann, wenn ihm ein Schnuller irgendeiner Art angeboten wird, bald ebenso gerne an diesem. Später kann ein Teil der Lippe selbst, die Zunge, eine beliebige andere erreichbare Stelle des Körpers, auch eine Zehe zum Objekt genommen werden, an dem das Saugen betrieben wird. Diese Objekte des eigenen Körpers gewinnen so selbst den Charakter von erogenen Zonen, und das ist der Grund, warum sie nicht beliebig mit anderen Stellen vertauscht werden. Später noch gewöhnt sich das Kind zuweilen, gleichzeitig mit dem Ludeln rhythmisch an einer anderen Hautstelle zu zupfen oder zu walken, manchmal auch an der Nase oder dem Ohre einer geliebten Pflegeperson. Das Wonnesaugen ist oft mit der vollen Aufzehrung des Interesses an der übrigen Welt verbunden und führt entweder unmittelbar oder über eine Art von unverkennbarem Orgasmus zur Beruhigung und zum Einschlafen[1]). Wenn der Körperteil, an dem das ludelnde Kind gleichzeitig rhythmische Bewegungen macht, das Genitale ist, kann das Lutschen auch die Brücke zur **Masturbation** bilden. Anschauliches Material zu diesem Gegenstande findet sich bei Lindner, Friedjung, Scupin in der Darstellung von Hug-Hellmuth. Ich setze ein solches kürzlich beobachtetes Beispiel hierher:

Ernst P., 3½jähriges einziges Ki.[2]) eines Wiener deutschen Ehepaares, Mu. tuberkulös, Va. nervös. Ki. sehr verwöhnt. Enuresis, habituelle Obstipation, Pirquet pos. Ludelt gern an der Unterlippe und zupft gleichzeitig rhythmisch am eigenen Ohre oder dem der Mu. Dabei oft „ganz verloren".

---

[1]) Freud weist in diesem Zusammenhange darauf hin, daß sexuelle Befriedigung das beste Schlafmittel ist.

[2]) Ich wähle weiterhin als Abkürzungen Va. = Vater, Mu. = Mutter, Ki. = Kind.

Es ist bekannt, wie schwer die Kinder sich, auch wenn sie größer sind, entschließen können, auf diesen Lustgewinn zu verzichten; ich beobachtete eine durch den Abscheu des Gatten vor dieser Gewohnheit der Frau zerrüttete Ehe. Wer an dem sexuellen Charakter dieses Tuns zweifelt, lese folgende von Galant mitgeteilte Schilderung eines Mädchens:

Das Lutscherli.

Es ist viel zu schön, um das widergeben zu können.

Wie verschieden das Gefühl des Erwachsenen und der Kinder ist, sehe ich am besten ein, wenn ich an meine Kinderzeit, wo ich noch den Lutscher gelutscht habe, zurückdenke.

Manch Erwachsener denkt: Was gibt's denn eigentlich an einem Nuggeli? Wieso kommt es, daß die meisten Kinder so einen Lutscher so gern haben? Ich weiß, warum, ich weiß, was so ein Lutscherl alles vermag. Ich glaube, daß ein Lutscher das feinste und seeligste Gefühl, das man haben kann, zu verschaffen imstande sei. Vielleicht nicht viele Kinder haben solange wie ich gelutscht, und weil ich selbst, wie ich schon in die Schule gegangen bin, den Lutscher nicht entbehren konnte, weiß ich jetzt noch so gut, wie herrlich so ein Lutscherl ist. Man hat mir zuletzt den Lutscher weggenommen, ich habe noch gleichwohl im versteckten gelutscht. Manchmal hatte ich noch einen kleinen Stumpf von einem Lutscher in der Tasche gehabt. Wenn aber meine Eltern und Geschwister dahinter gekommen sind, haben sie ihn weit, weit weggeschmissen, damit ich ihn nicht mehr finde. Oh, wie manches Mal habe ich bitter geweint und meine Mutter um einen Lutscher angefleht, denn die Mutter hat am meisten Erbarmen mit mir gehabt. Als ich anfing, in die Schule zu gehen, habe ich noch sehr oft gelutscht, aber so, daß es niemand gesehen hat. Man hätte mich ja nur ausgelacht. Sie wissen ja nicht, wie gut ein Lutscherl sei. Ich habe immer gemeint, es gäbe nichts so Ähnliches wie einen Lutscher. Und doch gibt es etwas, das ihm gleicht, das ist ein Kuß von demjenigen, den man so recht und herzig liebt.

Nicht alle Küsse gleichen einem Lutscherl: nein, nein, lange nicht alle! Man kann nicht schreiben, wie wohlig es einem durch den ganzen Körper beim Lutschen geht; man ist einfach weg von dieser Welt, man ist ganz zufrieden und wunschlos glücklich. Es ist ein wunderbares Gefühl; man verlangt nichts als Ruhe, Ruhe, die gar nicht unterbrochen werden soll. Es ist einfach unsagbar schön: Man spürt keinen Schmerz, kein Weh und Ach, man ist entrückt in eine andere Welt.

Wer die verschiedenen Küsse unterscheiden kann, der kann sich auch das Gefühl, das man beim Lutschen hat, ausmalen. Wem aber alle Küsse gleich sind, dann nützt alles Schreiben nichts.

Galant selbst hebt trotz aller Zurückhaltung hervor, daß die Befriedigung durch das Lutschen hier einer sexuellen Befriedigung analog geschildert wird; das Mädchen, das diesen Hymnus niedergeschrieben hat, ist geistig und körperlich vollkommen gesund.

Hug-Hellmuth berichtet von einem Knaben, der seiner Mutter Zungenküsse gab und einmal im Kosen äußerte: „Mutter, ich steck' dir meinen Wiwimacher in den Mund!"

Die Lust an rhythmischen Bewegungen des Körpers ist an Säuglingen wohl bekannt und hat zur Erfindung der Wiege geführt. Ich habe bereits früher die Vermutung ausgesprochen, daß das im Gehen der hochschwangeren Mutter erlebte gleichmäßige Schaukeln die Quelle dieser Vorliebe sein könnte, auch sie eine beliebte Methode der Einschläferung. Die Lust am Schaukeln, an Wagen- und Eisenbahnfahrten bei größeren Kindern ist eine Fortsetzung dieser Neigung. Aktive Analoga zu diesen passiven Erlebnissen sind die sog. Saalamkrämpfe, das nächtliche Kopfwackeln, soweit sie nicht bloße Begleiterscheinungen masturbatorischer Akte sind. In allen diesen Fällen dürfte der Sinnesapparat der Vestibularnerven, Haut, Muskeln, Gelenke lustvoll beteiligt sein. In noch aktiverer Form äußert sich diese vornehmlich an die Muskeln geknüpfte Erotik im Laufen, Springen, Klettern, in dem größere Kinder sich oft bis zur Erschöpfung gefallen. Hug-Hellmuth schildert einen 2½jährigen Knaben, der an den Messingstäben des Waschtisches bis zur Platte emporkletterte; als ihn die Mutter herabholt, bemerkt sie an ihm eine Erektion. Shinns Nichte Ruth gehört auch diesem weitverbreiteten Typus der unermüdlichen Kletterer an.

Die Hauterotik ist bekannt in der Form der Lust am Gestreichelt- und Gekitzeltwerden. Sie kann in verschiedener Art auf ihre Rechnung kommen und verhält sich dabei meist passiv. Shinn berichtet von seiner Nichte: „Im allgemeinen war es verboten, das Kind zu kitzeln. Dessenungeachtet kitzelte es der Großvater einige Male (im zweiten Lebensjahre). Die Empfindung verursachte dem Kinde ein außerordentliches Lustgefühl. Es warf sich auf dem Schoße der Großmutter hintenüber und zeigte auf Brust und Hals mit der Bitte, es vom neuen zu kitzeln. Als er nachgab, lachte es laut auf, ein Ton, der nicht wie eine Reflexbewegung, sondern wie ein natürlicher Ausdruck der Lust klang". Hug-Hellmuth bemerkt dazu sehr treffend: „Die Notiz über die Reaktion der kleinen Ruth gegen Kitzeln erscheint mir deshalb bemerkenswert, weil in ihr die dem Weibe atavistische Bewegung des Hintenüberwerfens bei sexueller Reizung besonders hervorgehoben ist. Bei Knaben beobachtet man beim Kitzeln weit mehr ein Herumwerfen der Glieder, Zusammenkrümmen und Aufschnellen des Körpers, also eine größere Aktivität im Gegensatze zur Passivität des Mädchens, eine Vorstufe des Verhaltens im Liebesleben". Autoerotisch äußert sich die Hauterotik öfters im Kratzen der Kopfhaut, im Wetzen und Räkeln. Ein Kollege teilte mir mit, er habe sich als Kind oft und gerne recht umständlich von einem sehr ungeübten Landfriseur das Kopfhaar schneiden lassen, weil es ihm außerordentliche Lust bereitete. Der Knabe bedauerte immer, wenn der Mann schließlich doch fertig wurde. Eine besonders „massive" Form nahm diese Lust in folgendem Falle an:

Julius K., 19 Monat altes einziges Ki. nervöser jüdischer Eltern. Der Knabe hat großes Interesse für seinen Körper. Wenn er entkleidet wird, bekundet er große Freude und zwickt sich selbst. Legt man ihn entkleidet aufs Bett, so wälzt er sich auf dem Rücken und gebärdet sich „wie ein junger Hund". — Ich habe den Knaben kürzlich im Alter von 4 Jahren wiedergesehen. Abgesehen von einem frühreifen Wesen nichts Krankhaftes.

Wie wir ein Scheuern an der Haut bei Erwachsenen bis zu schmerzhaften Kratzeffekten kennen, so kommt Ähnliches auch bei Kindern bisweilen zur Beobachtung. Hug-Hellmuth spricht in diesem Zusammenhange von Autosadismus, der sich in diesem Falle natürlich mit Automasochismus deckt. Das Zerkratzen des Gesichtes der Neugeborenen mit den eigenen Nägeln, das sie hierher zählt, möchte ich lieber aus dem völligen Mangel der Koordination der Bewegungen post partum erklären. In späteren Lebenswochen sieht man diese Selbstbeschädigung niemals mehr. Das Kind hat es gelernt, seinem Gesicht auszuweichen. Wohl aber entspricht jenem Terminus mein Beispiel des Knaben, der sich selbst zwickt. Der besondere Nachdruck, mit dem Freud auch den Darmausgang als erogene Zone hervorhebt, hat der Kritik die schärfsten Angriffe gegen seine Aufstellungen scheinbar leicht gemacht. Wenn wir indes an Kindern beobachten, daß sie Finger und Fremdkörper heimlich in den After einführen, so legt das die Analogie mit gewissen Formen der Masturbation bei Frauen sicherlich nahe.

E. F., 4jähr. Knabe, lebt auf dem Lande. Eltern gesund. Ki. ebenfalls. Bei der Stuhlentlehrung, die meist im Freien erfolgt, steckt er gerne einen Zeigefinger in den After, um der Entbindung des normalen Stuhles so nachzuhelfen. Auch im Bette steckt er den Finger gern in den Anus. Keine Vermes.

Von solchen krassen Formen der Analerotik her werden wir die Vorliebe mancher Kinder für Eingießungen, auch für das Doktorspiel, das sich oft um diese Manipulation an Puppen dreht, leichter verstehen und die Annahme ihres lustbetonten Charakters nicht mehr so absurd finden. Die Erlebnisse des Säuglings mit seinen häufigen Durchfällen, der besonders sorgsamen Pflege der Analgegend, den häufigen Einläufen sind wohl geeignet, seine Aufmerksamkeit auf sie zu fixieren, wenn sie konstitutionell eine erhöhte Reizbarkeit mitbekommen hat. Da nicht nur Durchfall, sondern auch massiger, harter Stuhl die Afterzone reizt, dürften auch gewisse Formen von Verstopfung junger Kinder damit ihre Erklärung finden. Daß der Gewöhnung an den Topf zuweilen so großer Widerstand entgegengesetzt wird, deutet auf einen Eigensinn, der in diesem Alter wohl kaum anders als mit dem besonderen Lustgewinn erklärt werden kann, den sich das Kind verschafft, wenn es den Stuhl nach seiner Neigung entleert. Auch die Stuhlentleerung in refracta dosi läßt kaum eine andere Deutung zu.

Erich W., 4jähr. einziges Ki. Mu. blühende Frau, Va. außer in der Kindheit ausgeheilter Koxitis gesund. Ki. hatte als Säugling viel mit Ernährungsstörungen zu kämpfen. Zeigt mannigfache neuropathische Züge. Entleert seinen Stuhl 4—6 mal im Tage in kleinen geformten Stücken. Manchmal auch in die Hose. Intellekt über die Norm entwickelt.

Auch Löwenfeld, Deutsch, Hattingberg, Hitschmann bringen eindrucksvolle Beispiele der Analerotik bei. Das große Interesse so vieler Kinder für ihre Stuhlentleerung bis zur Lust an Kotschmieren, ein Interesse, das in veränderter Form auch beim erwachsenen Neurotiker so häufig ist, muß hier erwähnt werden.

Die Beobachtungen von häufigen Stuhlentleerungen in kleinen Mengen bei normaler Beschaffenheit, vom Verweilen bei der frühkindlichen Unreinlichkeit und Entleerung ins Bett oder in die Kleider oder der Rückkehr zu diesem Zustande gemahnen wohl nicht nur äußerlich an die gleichen Erscheinungen am Harnapparat, sondern sind ihnen vermutlich auch prinzipiell gleich zu achten. Die mit offenbarer Lustempfindung verbundene Harnentleerung, Urethralerotik (Sadger), kann man schon an männlichen Säuglingen öfters beobachten; wenn man zufällig Zeuge einer Harnentleerung ist, kann man ihr öfters ein Wonneschauern vorausgehen sehen, ähnlich dem bei der Ejakulation. Die Spiele der Knaben, die darum gehen, wer weiter, höher oder mehr urinieren könne, die nervöse Pollakisurie, die ich namentlich bei einzigen Kindern beider Geschlechter beobachtet habe, die meisten Fälle von Enuresis nocturna und diurna sensu strictori sind nur in diesem Zusammenhange zu verstehen. Neuere Bearbeitungen der Enuresisfrage, wie die Zapperts, müssen die Erklärung dieses Syndroms mit groben anatomischen Abweichungen wieder fallen lassen. Hattingberg beobachtete einen 6jährigen Knaben, der, wenn er ängstlich wurde, die Empfindung hatte, als müßte er Stuhl oder Urin absetzen, und dabei eine Erektion bekam. Er empfand diesen Zustand so lustvoll, daß er ihn dann willkürlich hervorrief, indem er seine Ausscheidungen bis zur äußersten Not zurückhielt. — Bekannt ist die Einführung von Fremdkörpern aller Art in die Urethra bei Knaben und namentlich Mädchen; bei diesen kann ein solcher dann leicht in der Blase verschwinden und schwere Krankheitsbilder auslösen. Gött berichtet über eine solche Beobachtung, die er mittels des Assoziationsversuches sehr elegant klärte. Stuhl- und Harnentleerung sind oft und lange Gunstbezeichnungen des Kindes an bestimmte Personen. Wenn der Arzt in seiner Sprechstunde den Harn eines Kindes zur Untersuchung braucht, so ist es ratsam, es mit der Mutter allein zu lassen; bleibt der Arzt etwa in demselben Raume, so zeigen viele Kinder eine unüberwindliche psychische Retentio urinae.

Damit haben wir uns den Erscheinungen an dem Genitale genähert; denn zweifellos stehen die zuletzt geäußerten Sexualäußerungen der Masturbation sehr nahe. Zunächst sei festgestellt, daß Erektionen schon bei jungen Säuglingen beobachtet werden können; darauf weist auch Löwenfeld und Moll hin. Ich habe sie schon bei zweiwöchigen Knaben kräftig entwickelt gesehen. Fast regelmäßig tritt sie bei manchen älteren Säuglingen unmittelbar vor der Harnentleerung auf, so daß der Erfahrene diese voraussehen kann. Ich möchte das der morgendlichen sogenannten Wassersteife der erwachsenen Männer nicht gleichsetzen. Der gesunde Säugling läßt es ja zu einer stärkeren Füllung der Blase gar nicht kommen. Auch fehlt die Erscheinung bei vielen von ihnen. Ich bin eher geneigt, diese Erektionen als Wirkungen der Urethralerotik ähnlich Hattingbergs Fall anzusehen.

Die Erektionen werden gewiß geeignet sein, die Aufmerksamkeit des Knaben frühzeitig auf dieses Organ zu lenken und so die Brücke zur Masturbation zu bilden. Aber auch Mädchen finden diesen Weg leicht, und so müssen wir nach einer anderen Quelle suchen, welche für die so weit verbreitete Onanie der jüngsten Kinder verantwortlich sein könnte. Freud hat darauf aufmerksam gemacht, daß die tägliche, oft wiederholte gewissenhafte Reinigung der beschmutzten Genitalgegend die Kinder früh die lustvolle Sensation schätzen lehrt, die mit einer solchen Manipulation verbunden ist. Aber auch die Unterlassung dieser Reinigung hätte keinen anderen Erfolg, denn der Reiz, welchen die dann unvermeidlichen juckenden Hautveränderungen setzten, müßte eben in dem gleichen Sinne wirken. Wir werden also an den üblichen Pflegemaßnahmen aus diesem Grunde nichts zu ändern haben. Es ist vielleicht sogar eine funktionelle Notwendigkeit, ähnlich der häufigen Balanitis infolge von Smegmazersetzung, daß die Aufmerksamkeit der Kinder frühzeitig auf das biologisch so bedeutsame Organ gelenkt wird.

Über die Onanie gibt es bereits eine recht ansehnliche Literatur. Neben den allgemeinen Darstellungen des Gegenstandes, z. B. von Fürbringer, Rohleder, zeigt auch die pädiatrische Literatur außer vielen verstreuten Bemerkungen, namentlich in den Lehrbüchern — Kassowitz und Thiemich seien hier hervorgehoben — zahlreiche Mitteilungen. Eine der ältesten ist wohl die von Fleischmann über die Onanie im Säuglingsalter aus dem Jahre 1878, der sich dann ausführlicher Hirschsprung und manche andere anschlossen. Eine Zusammenfassung unter weiteren Gesichtspunkten lieferten fast gleichzeitig Friedjung und Neter. Reiches Material endlich bietet wieder die psycho-analytische Literatur.

Bevor man in Einzelfragen eingeht, muß man sich über das Wesen der Onanie einigen. Offensichtlich werden im frühen Kindesalter nicht ganz dieselben Kriterien gelten können wie beim Erwachsenen. Hier gibt es keine Ejakulation, beim Säugling sicherlich auch keine Begleitphantasien sexuellen Inhalts. Während Thiemich das „affektlose Herumspielen" mit den Genitalien unerklärt läßt, schließt es Neter überzeugt von dem Begriffe der Onanie aus. Friedjung zählt auch solche überaus häufige Beobachtungen dazu und legt das Hauptgewicht auf das Gewohnheitsmäßige, nach Wiederholung verlangende, beim Säuglinge oft fast zwanghafte, zweifellos lustvolle Tun. Er nähert sich damit Moll, der unter Onanie jede künstliche mechanische Reizung der Genitalien versteht. Hier ist also die sog. psychische Onanie scharf abgegrenzt. Ja, dieser Autor zweifelt überhaupt daß junge Kinder des Orgasmus fähig seien, was allerdings von mir und anderen Autoren außer Zweifel gestellt ist.

Ein Beispiel für viele aus meinem Ambulatorium:

14 Monate altes Mädchen aus einer slavisch-deutschen Mischehe. Gut entwickelt, leicht rachitisch. Angeborene Mißbildung des linken Unterarmes. Eltern gesund. — Seit ihrem 6. Monate beobachtet man etwa 3 mal im Tag, daß sie, wenn man sie schlafen legt, die Beine überkreuzt, mit dem Körper rhythmische Bewegungen macht, bis sie rot wird, dann liegt sie mit verglasten Augen auf dem Bauche, reagiert auf Anruf nicht und schläft ein.

Nach dieser Klarstellung des Begriffes können wir auf die Frage der Häufigkeit eingehen. Während Freud annimmt, daß kein Mensch der Säuglingsonanie entgeht, J. Bloch ebenso von der allgemeinen Verbreitung einer Art physiologischer Onanie der Pubertätszeit spricht, auch O. Berger sie auf 100, Finger bei Knaben auf 90, bei Mädchen auf 80%, schätzt, erinnern wir uns des Gegenpols, jener Autoren noch der neuesten Zeit, die von einer kasuistischen Beobachtung etwa im frühen Kindesalter noch mit sittlicher Entrüstung berichten. Zwischen diesen Extremen schwanken die Meinungen. An meinem Eindrucke, den ich vor 10 Jahren dahin zusammengefaßt habe, daß die Onanie im Kindesalter außerordentlich verbreitet sei, und daß man sie bisher in den ersten Lebensjahren, vor allem in der Säuglingszeit meistens übersehen habe, ein Eindruck, den auch Neters reiche Erfahrung bestätigt, ist nach all dem, was ich seither gesehen habe, nichts zu ändern. Im Säuglingsalter überaus häufig, wird die Neigung zur Onanie von der Erziehung in den nächsten Jahren vielfach mit Erfolg gehemmt. Mit dem reifenden Intellekt, der zunehmenden Fähigkeit, die Erwachsenen zu täuschen, im 3.—4. Jahre kommt sie wieder öfters zur Beobachtung. Vielleicht ist es dann die beginnende Schulzeit mit der Aufsaugung so vieler Interessen, mit der reichen Möglichkeit zur Sublimierung und Verdrängung primitiver Triebregungen, die zunächst das Nachlassen onanistischer Neigungen bis etwa zum 10. Jahre erklären kann. Dann aber ist es wieder gerade die Schule, die durch Beispiel und psychische Infektion zu einer außerordentlichen Verbreitung der Masturbation in der Vorpubertätszeit führt. Diese Darlegung zeigt, wie wenig die von manchen Autoren, etwa von Meirowsky veröffentlichten Statistiken über den Beginn der Onanie sich mit den tatsächlichen Verhältnissen decken. In dieser Frage spielt eben jene früher gewürdigte Amnesie für die ersten Kinderjahre eine große Rolle; ist sie doch nach Freuds Annahme aus den später bewußtseinsunfähigen Betätigungen des Trieblebens in dieser Zeit geradezu zu erklären. Immerhin ist es interessant, die Zeit festzustellen, wann etwa die Onanie im Säuglingsalter zuerst festgestellt werden kann. In meiner Arbeit über diesen Gegenstand glaubte ich etwa den frühesten Termin mit einem Falle festgehalten zu haben, der, im 11. Monate vorgestellt, bereits im

3. Monate begonnen haben soll. Indes berichtet Heubner von einem 6 monatigen Knaben, bei dem man die Neigung schon am 9. Lebenstage bemerkt haben wollte. Ich selbst hörte in einem Falle einen noch früheren Termin nennen.

Ignatz D., 9 Mon. altes Arbeiterki. Eltern gesund, großes, gut entwickeltes Brustkind. Penis auffallend groß. Wegen angeblicher Phimose operiert. Während der Untersuchung beginnt er mit überkreuzten Beinen zu onanieren, dabei kräftige Erektion. Danach schläft er ein. Es soll dies oft am Tage und schon seit der Geburt treiben.

Mögen auch solche Angaben unzuverlässig sein, so ist es doch zweifellos, daß die Onanie nicht selten in die früheste Säuglingszeit zurückreicht, sehr oft in das 1. Lebenshalbjahr. Molls Meinung, die Onanie sei in den ersten Kinderjahren nur unter krankhaften Bedingungen zu beobachten, trifft demnach nicht zu.

Damit ist auch die Differenz in den Angaben der Autoren über die Beteiligung der beiden Geschlechter an der kindlichen Onanie ziemlich leicht gelöst. Meint Hug-Hellmuth, die Onanie sei bei Mädchen wohl häufig, aber nicht so häufig wie bei Knaben, so will Lindner das Gegenteil beobachtet haben. Es scheint, daß ein wesentlicher Unterschied hierin nicht besteht; wohl dürfte der männliche Säugling mit seinem prominenten, leicht faßbaren Genitale das Objekt seiner Triebbefriedigung leichter finden als das Mädchen und daher vielleicht eher mit der Onanie beginnen.

Da ich die ubiquitären Quellen der Säuglingsonanie bereits genannt habe, erübrigt es sich fast zu sagen, daß die Phimose an ihrem Auftreten keinen Teil hat und die Zirkumzision keine Sicherung gegen sie bedeutet. Die beschnittenen jüdischen Knaben unterscheiden sich hierin von den anderen durchaus nicht. Doch mag erwähnt werden, daß Rowland und Freeman und nach ihnen Ossendowsky die Onanie der Mädchen in Zusammenhang bringen wollten mit der Verwachsung der Klitoris mit ihrer Umgebung und als Behandlung die Zirkumzision empfahlen. Es spricht für den kritischen Sinn der Ärzteschaft, daß sie diese offenbare Verirrung nicht mitmachte. — Ebenso kann trotz Neurath, weder der Intertrigo noch den Oxyuren oder anderen lokalen Reizen ihre altehrwürdige Stellung unter den Quellen der kindlichen Masturbation ungeschmälert bleiben, wenn sie auch für einzelne Fälle in Betracht kommen mögen. Die bewußte Verführung oder der Mißbrauch des Kindes durch Pflegepersonen ist auch mir begegnet, doch haben auch sie als seltene Vorfälle nur eine untergeordnete Bedeutung. Daß bei Knaben, wie Wexberg mitteilt, Demütigungen, Angst von einem onanistischen Akte gefolgt sein können, trifft zweifellos zu. Es dürfte sich dabei indes regelmäßig um eine Regression zu einer früher geübten autoerotischen Triebbefriedigung handeln.

Die Masturbation geschieht entweder mit der Hand, dies vornehmlich in der Säuglingszeit und in der Vorpubertät, oder durch kräftiges Überkreuzen der Beine, Aneinanderreiben der Oberschenkel, Pressen eines mehr oder weniger festen Gegenstandes an die Genitalien vor dem Beinkreuzen, durch Wippen im Sitze auf einer festen Unterlage (bei Mädchen), Klettern an einer Stange, kurz der Abwandlungen gibt es gar viele. Manche Kinder wechseln auch ihre Methoden nebeneinander, oder indem eine neue an die Stelle der früheren tritt. — Einen Unterschied der Verbreitung der Onanie konnte ich weder innerhalb eines Volkes in den verschiedenen Klassen, noch auch unter den Völkern Mitteleuropas und des Balkans, soweit sie meinen Beobachtungen zugänglich waren, bemerken.

Im Anschluß an diese Darlegungen möchte ich noch erwähnen, daß manche junge Kinder andere auffällige Körperstellen zu ähnlichen Manipulationen verwenden wie die Genitalien, also als erogene Zonen, so etwa einen Hautnabel, das Ohr, die Nase, so daß ich für derlei Gewohnheiten die Bezeichnung der **extragenitalen Onanie** vorschlug. Ein Beispiel aus meinem Ambulatorium mag dies veranschaulichen:

1 1/2 jähriges Mädchen, Ki. deutscher Eltern. Mäßig entwickelt, blaß, rachitisch. Mu. gesund, Va. schwächlich. Seit einigen Wochen zupft sie, sooft sich die Gelegenheit bietet, an ihrem etwa 1 cm langen Hautnabel mit sichtlichem Behagen. Bei der Entkleidung vor der Untersuchung beginnt sie sofort ihr Spiel. Will man sie daran hindern, so schreit sie vor Wut, um sich alsbald zu beruhigen, wenn man sie gewähren läßt.

Noch wäre, wiewohl dies nicht mehr zur Autoerotik zählt, der **mutuellen Onanie** zu gedenken. Bei jungen Kindern kommt sie wohl nur in den Fällen des Mißbrauchs durch Erwachsene vor. Neuerdings hat A. Fuchs einen solchen Fall veröffentlicht. Bei größeren Kindern, etwa vom 6. Jahre an, ereignet sich das schon öfter. Bei Schulkindern jenseits des 10. Jahres wird es ein noch häufigeres Vorkommnis, wenn es auch seltener getrieben wird als die Onanie in Gesellschaft.

Es ist verständlich, daß der Autoerotik psychisch eine narzistische Einstellung, Selbstverliebtheit, entspricht, der Freud eine bedeutsame Stellung in der seelischen Entwicklung beimißt. Hug-Hellmuth zitiert dazu ein Wort aus Sullys Buch: „Das Kind hört die von ihm hervorgebrachten Laute und verliebt sich in sie." E. Weiß berichtet von einem 2 1/2 jährigen Knaben, der mit großer Zärtlichkeit von seinem Penis spricht.

b) Heteroerotik.

Mit der zunehmenden Herrschaft über ihre Bewegungen, dem Begreifen der Stellung der Pflegepersonen zu ihnen lernen Kinder frühzeitig, sich auch andere Personen zur Erreichung des Lustgewinnes dienstbar zu machen. Hierher zählt natürlich nicht das schon in früher Säuglingszeit mit Geschrei erzwungene Tragen und Wiegen, Einsingen und ähnliches. Hier sind ja die Erwachsenen die Aktiven. Und auch bei den oben gemeinten Bemächtigungen eines Liebesobjektes durch Kinder dürfen wir nicht erwarten, daß es sich ihnen vor allem um die Sexualorgane handeln wird, wenn sie auch früh schon in den Kreis kindlicher Begehrungen treten. Eine ziemlich seltene Beobachtung mag das Gesagte veranschaulichen:

Lieschen K., 16 Monate alt, Va. zart, aber gesund, Mu. blühende Frau. Einziges Ki., 9 Monate an der Brust mit schönem Erfolge genährt, Ernährungsstörung. Bei der Untersuchung fällt mir auf, daß sie der Mu. immer wieder an die Nase greift. Als ich deshalb die Untersuchung unterbreche, ergreift sie die Nase der Mu. mit der rechten Hand und scheuert an ihr rhythmisch mit dem Zeigefinger. Ich erfahre, sie tue das immer, wenn sie schläfrig sei. Die Mu. muß dann ihren Kopf neben dem Ki. aufs Polster betten und ihm die Nase überlassen. So schlafe es zuverlässig ein, aber auch nur so. Will man sie daran hindern, so schreit sie. Auch der Va. und ein Kindermädchen werden so attackiert. Das soll seit der Entwöhnung, also seit dem 9. Monate zu beobachten sein.

In anderen Fällen kann das Ohr der Mutter die gleiche Rolle spielen. Schon an diesen Beispielen läßt sich das willige Eingehen des erwachsenen Partners auf die Wünsche des Kindes klar erkennen. Noch durchsichtiger wird dies bei einer der häufigsten Formen einer solchen Aggression, dem Suchen nach der

Brust der Mutter, Amme und anderer geliebter Frauen, um mit ihr erregt, manchmal unter bezeichnenden Rufen, wie ,,Tutti", ,,Warzi" zu spielen. Das vorher etwa ängstliche, schreiende Kind beruhigt sich bei diesem Spiele sofort. Es handelt sich der Mehrzahl nach um Knaben, nicht allzuselten aber auch um Mädchen vom Ende des ersten bis weit in das vierte Jahr hinein; sie frönen diesem Spiele oft mit großer Leidenschaft. Kaum nimmt die geliebte Frau sie auf den Schoß, so nesteln sie auch schon an ihrem Kleide und erreichen mit überraschender Gewandtheit ihr Ziel. Die genannten Ausrufe, die sie wohl von niemand anderen gelernt haben können, die Verlegenheit, das Erröten der betreffenden Frau, Mitteilungen der Umgebung, Geständnisse bestätigen mit die lustvolle Beteiligung der Erwachsenen an dieser den beiden liebgewordenen Gewohnheit. Niemals wird der Versuch gemacht, den Mund der Brust zu nähern. Es handelt sich dabei also keineswegs etwa um den ,,harmlosen" Wunsch, wieder an der Brust zu trinken. Wohl sind die meisten dieser von mir beobachteten Kinder ehemalige Brustkinder, wie in dem Kreise der von mir überwachten Kinder überhaupt. Aber es findet sich unter ihnen ein $2^{1}/_{4}$ jähriger Knabe, der nur 6 Wochen an der Brust genährt worden war. Ähnlich der Onanie geschieht dieses Spiel anfangs arglos, später mit einem klaren Schuldgefühl und allerlei Ausreden. An Knaben erkennt der Vater meist mit anerkennenswertem Scharfblick den sexuellen Charakter dieses Tuns:

Paul G. 14 Monate alt. 9 Monate an der Brust der nicht mehr jungen Mu., deren erstes Ki. er ist. Va. hat eine 10 jähr. Tochter aus der ersten Ehe. Eltern gesund. Ki. Angina. Bei der Untersuchung überaus ängstlich. Ich rate der Mu. unter anderem, das Ki. nicht zu sich ins Bett zu nehmen. Darauf gesteht sie, es bisher getan zu haben. In der letzten Zeit hat der Knabe dabei leidenschaftlich nach ihrer Brust gegriffen. ,,Ich meinte, er wolle trinken, aber das war es nicht. Mein Mann riet mir ernstlich, den Kleinen nicht mehr zu mir zu nehmen."

Andere anschauliche Beispiele dieser Art finden sich in meiner Arbeit über die kindliche Sexualität. Diese Aggression kombiniert mit lebhafter Autoerotik zeigt ein 17 Monat alter Knabe:

Fritz R., Eltern gesund, Mischehe eines gut entwickelten Juden mit einer großen, schönen Deutschen. Ki. gut entwickelt. Hernia umbilical., etwa 1 cm hervorragend. Spielt mit dem Nabel und Glied abwechselnd bei jeder Gelegenheit zwanghaft. Auf meine Frage gesteht die Mu., daß der Kleine gerne mit ihrer Brustwarze spielt. Die Brust des Kindermädchens interessiert ihn nicht.

Ein hübsches Beispiel der oral-kannibalistischen Organisation der Sexualität im frühesten Alter ist:

Heinz G., 20 Monat alt. Eltern gesund. Einziges Ki. Von Va. und Mu. sehr verwöhnt. An der Brust fauler Trinker, jetzt schlechter Esser. Rachitis. Trifft im Wartezimmer ein 6 Monate altes Mädchen, streichelt es zuerst freudig, will ihm scheinbar die Hand küssen, beißt es aber in den Daumen der Hand so heftig, daß es nur mit Mühe befreit werden kann. Es trug eine schwere Quetschung davon. Auch die Pflegepersonen beißt er gern.

Auch anthropophage Phantasien kommen bei jungen Kindern vor. — Bald, oft schon im 2. Jahre, beobachten wir an Knaben — an Mädchen habe ich derartiges nicht gesehen — eine triebhafte Neugierde, den Körper größerer Kinder oder Erwachsener zu sehen, zu betasten. Das oft sichtlich erregte Küssen des nackten Armes oder Nackens, die Erregung beim Anblick nackter Beine ist für den unvoreingenommenen Beobachter durchaus eindeutig. Ein Beispiel dieses Schautriebes:

Berthold B. Jetzt 2½ Jahre. Erstes Ki. gesunder Eltern. Von Va. und Mu. sehr verwöhnt. Schon mit 1½ Jahren interessiert er sich für die nackten Füße des Stubenmädchens und will sie küssen. — Vor 14 Tagen benahm er sich eine Woche lang „wie verrückt". Wenn ihn die schöne Mu. morgens zu sich ins Bett nahm, entblößte er ihren Oberarm und küßte ihn leidenschaftlich. Als ihm die Mu. rät, er möge zum Va. gehen und seinen Arm küssen, sagt der Kleine: „Va.-Arme will ich nicht, sie sind nicht schön, es sind Haare darauf. Deine Arme sind schön". — Als ihm die Mu. unlängst sagte, sie gehe baden, mochte er gerne ins Badezimmer mitgehen und zuschauen.

Wir sehen hier schon eine klare Objektwahl in heterosexuellem Sinne. Auch sonst richtet sich das Greifen und Schauen nach den Beinen bei den Knaben zumeist auf das weibliche Geschlecht, ohne daß hier Ausschließlichkeit bestünde. Rank und Reik berichten von ähnlichen Beobachtungen. Die bei solchen Szenen durchbrechende Leidenschaftlichkeit kann sich bis zu sadistischen Akten, Zwicken, Drücken, Beißen der entblößten Körperteile steigern, wie wir umgekehrt auch masochistischen Neigungen oft genug begegnen. Seit Rousseaus Bekenntnissen hat diese Disposition der Kinder sich die Aufmerksamkeit der Erzieher erzwungen. Hattingberg, Hitschmann, Hug-Hellmuth, Löwenfeld, Moll, Rank bringen zu diesem Kapitel belehrende Beispiele. Wenn Löwenfeld diese Perversion auf 1% Häufigkeit schätzt, so scheint dies an die Wirklichkeit, soweit sie Kinder betrifft, nicht heranzureichen. Von vielen Kindern hat man den Eindruck, von manchen berichten es die Mütter ungefragt, sie benähmen sich so, als wollten sie Vater oder Mutter zu Schlägen herausfordern. Manchmal spielt sich das noch offener ab:

Gerhard K., 7 Jahre alter einziger Knabe neben 12jähriger Schwester. Eltern gesund. Mu. schöne, sehr zärtliche Frau. Der Knabe verlangt in der letzten Zeit von der Mu. wiederholt, sie solle ihn auf den Hintern schlagen; er will sich dazu auf den Diwan legen. Auf die Einwände der Mu. sagt er, es müsse ja nicht stark sein, nur ein wenig. — Sonst vollkommen gesund.

Die sexuelle Neugierde richtet sich schon frühe von dem entblößten Körper im allgemeinen auf das Genitale der Erwachsenen und anderer Kinder im besonderen. Auch da sehen wir meistens die Knaben als die Aggressiven, Unternehmenden, die Mädchen meist in einer passiven, gewährenden Rolle. Und bald erscheint auch hier der Wunsch vornehmlich auf das andere Geschlecht gerichtet. In ländlichen Verhältnissen ist es eine bekannte, weitverbreitete Erscheinung, daß Kinder verschiedenen Geschlechts sich auf verschwiegene Orte zurückziehen, manchmal auch in Gruppen, um sich gegenseitig ihre Geschlechtsteile zu zeigen. Natürlich äußert sich diese Neugierde auch bei städtischen Kindern nicht minder; hier sind Aborte oft solche Orte der Befriedigung sexuellen Schautriebes. Die Neigung, scheinbar arglos die Röcke der Frauen zu heben, die Beine derselben anzufassen, unter den besetzten Tisch zu kriechen, verrät ihn immer wieder; schon im 2. Jahre wollen manche Kinder die Erwachsenen auf den Abort begleiten, um sie dort entblößt zu sehen, im Schlafzimmer der Eltern zur Ruhe gebracht, halten sie sich manchmal mit erstaunlicher Willensstärke stundenlang wach, um die Großen bei der Entkleidung zu beobachten, natürlich auch, um womöglich das Geheimnis des geschlechtlichen Verkehrs zu ergründen. Wir sehen hier die typischen Züge des Voyeurs im kleinen. Die Erwachsenen unterschätzen immer wieder den scharfen Beobachtungssinn, die Hellhörigkeit auch schon sehr junger Kinder für alles, was mit der Sexualität zu tun hat, und sind dann zuweilen voll Staunens, ob des plötzlich entdeckten Wissens und Interesses ihrer Kleinen; so teilt Freud den Brief einer amerikanischen Mutter mit, deren noch nicht 4 Jahre altes, sehr wohl erzogenes Töchterchen zu ihrer Überraschung sehr klare Vorstellungen von dem sexuellen Sinn der Ehe und der Rolle des Vaters sogar bei der Fortpflanzung verrät.

Der Schaulust der Kinder entspricht auch die Exhibitionslust. Harnik berichtet von einem zweijährigen Knaben, an dem dieses Triebpaar schon sehr deutlich ausgeprägt auftrat, ebenso anschauliche Beispiele geben Hug-Hellmuth und Tausk. Auch wenn wir für die Lust an der gerne betätigten Selbstentblößung kleiner Kinder andere Motive gelten lassen — auch die Hauterotik hat ja daran ihr Teil —, so bleibt doch noch eine solche Zahl von nach dem begleitenden Worten so unverkennbar exhibitionistischen Akten zu verzeichnen, daß wir ihr häufiges Vorkommen zur Kenntnis nehmen müssen.

Noch mehr dem Verhalten des „normalen" Erwachsenen nähern sich jene Kinder, die, von den Großen daran gewöhnt, das leidenschaftliche Verlangen haben und es auch oft durchzusetzen wissen, von ihnen ins Bett genommen zu werden. Es ist ein typischer Wunsch von Knaben, wenn der Vater verreist, an seiner Stelle an Mutters Seite schlafen zu dürfen. Zu den von mir bereits mitgeteilten Beobachtungen sei diese als gewiß unzweideutig hinzugefügt:

Willi P., $4^3/_4$ Jahre, Eltern und Ki. gesund. Seit langer Zeit bemerkt man an dem Kleinen großes Interesse für sexuelle Unterschiede. Mehrfache Äußerungen, die nicht mißzuverstehen waren. Schläft angeblich zum ersten Male im elterlichen Schlafzimmer. Morgens, als ihn die Mu. zu sich ins Bett nimmt, drückt er sich sehr leidenschaftlich an sie und bekommt dabei eine kräftige Erektion.

Hitschmann berichtet von einem $4^1/_2$ jährigen Knaben, der sich im Bette der Großmutter zu ihrem Schrecken auf sie legt, sie preßt und entblößen will. — Auch bei Mädchen kann man, wenn auch seltener, mindestens selten mitgeteilt, ein ähnliches Benehmen im Bette des Vaters beobachten.

Es ist eine bekannte Tatsache, daß in jenen armen Volkskreisen, wo es mehr Kinder als Bettstellen gibt, das Zusammenschlafen von Knaben und Mädchen oft zu unzweifelhaften sexuellen Akten, ja zur Übertragung von Geschlechtskrankheiten Anlaß gibt. So berichtet Bieberbach von der gonorrhoischen Infektion zweier Brüder von 6 und 3 Jahren an ihrer 13 jährigen Schwester, mit der sie das Bett teilten. — Bei Knaben, ebenso bei Mädchen, die zu zweit oder dritt schlafen, kommt es leicht zu homosexuellen Triebregungen und -betätigungen.

Angesichts dieser Erfahrungen ist Löwenfelds Meinung, daß es sich bei Kindern, wo wir einer Äußerung der Erotik begegnen, um solche ohne sinnliche Beimengungen handle, trotzdem sie eine leidenschaftliche Form annehmen kann, schwer zu verteidigen und scheint gezwungen.

Dies führt uns noch zu einigen Bemerkungen über den Beginn des Geschlechtsverkehrs überhaupt. Meirowsky ermittelte aus einer kleinen Statistik an männlichen Individuen, daß nur 1% den Geschlechtsverkehr vor dem 15. Jahre aufnahm, Finger gibt 3% an. Moll bringt über das Verhalten der Drüsen in der Vorpubertät und am Beginne der Pubertät wertvolle Zusammenstellungen. Je nach Land und Leuten, nach dem Milieu werden da wohl weitgehende Differenzen Platz haben. Ich weiß von Provinzmittelschulen, in denen schon ein großer Teil der 12 jährigen Knaben sich der Prostitution bedient und habe die ernste Äußerung eines hervorragenden Klinikers gehört, es gäbe in gewissen Volkskreisen Wiens nur wenige 14jährige Jungfrauen. Nachahmungen Großer durch Kinder, lange vor der Pubertät, sind nicht allzuselten. Oberholzer erzählt von einem 5jährigen Mädchen, das mit einem etwas älteren Knaben den Koitus versuchte. Nach 6 Jahren kommt der Knabe nochmals mit demselben Vorschlag. Diesmal wird er abgewiesen.

c) Psychosexuelles Verhalten.

Alle die bisher dargestellten Triebbetätigungen, gehen natürlich auch mit mehr oder weniger auffallenden psychischen Äußerungen einher. Im Zusammenhange mit den autoerotischen Erlebnissen sahen wir den Narzißmus entstehen, dem allerdings auch aus dem Verhalten der Erwachsenen reiche Quellen zufließen können; wir begegneten weiter dem Sado-Masochismus, der für Charakterentwicklung und Schicksal ebenso bedeutungsvoll werden kann. Wir lernten aber schließlich in den Beziehungen zu Eltern und anderen Erwachsenen, Geschwistern und anderen Kindern eine große Reihe von Erscheinungen kennen, die so deutlich an das Benehmen der Erwachsenen als Liebende und Hassende gemahnen, daß trotz aller solcher Erkenntnis entgegenwirkenden Einflüsse unserer Erziehung Väter, Mütter und andere oft schlichte Menschen immer wieder befremdet von solchen Eindrücken berichten. Auch dem Auge des zum Sehen bereiten Arztes können sie sich niemals entziehen.

Ich möchte zunächst zwei besonders hübsche schon veröffentlichte Beobachtungen hersetzen:

Wolf M., 2¼ Jahre, Sohn eines gesunden Kollegen und einer blühenden, aber an Hemikranie leidenden Mu. 3. Kind, sehr gut entwickelt, liebt sein 18jähriges hübsches Kindermädchen innig, — „Seine erste Liebe!" urteilt die kluge Mu., — umarmt und küßt sie dann bei jeder Gelegenheit auf Mund und Hände. Wenn der Vater geküßt werden will, verweigert es der Kleine und sagt: „Thilde (Namen des Mädchens) Bussi geben!" — Jetzt ein gesunder kräftiger Jüngling.

Kurt G., 8jähriges erstes Ki. eines nervösen Va. und einer auffallend schönen gesunden Mu. Ki. gut entwickelt, verwöhnt, weint jedesmal, wenn die Mu. ohne ihn aus dem Hause geht. — Eines Tages fährt sie allein über Land. Der Kleine wird vor dem Ölbilde der Mu. stehend, still weinend aufgefunden.

Eine Äußerung einer brutaleren Sinnlichkeit:

Hellmut H., 6jähr. viertes Ki. nordböhmischer gesunder Eltern. 3 ältere Schwestern gesund. Knabe kräftig und gesund. An einem heißen Sommertage ist er und die 8- und 10jährige Schwester bloßfüßig, nur mit ärmellosen Leibchen und Höschen angetan. An einem abgelegenen Orte sitzt der Knabe den Mädchen gegenüber. Er drückt seine rechte große Zehe gegen das Genitale der Schwester und sagt dabei immer: „Soll ich dich da hineinstoßen?" Die Mädchen wehren nicht ab.

Wie Verliebtheit auf ein Kind und seine intellektuelle Entwicklung Einfluß nehmen kann, zeigt folgende Beobachtung:

Marie K., 9jähr., erstes Kind einer Mischehe eines kräftigen, etwas nervösen ungarischen Juden und einer schönen gesunden Nieder-Österreicherin. Ki. sehr gut entwickelt, gesund. Als sie 5 Jahre alt war, mußte eine auf neurotischer Grundlage entstandene Incontinentia alvi mit Milieuwechsel behandelt werden. Rasche dauernde Heilung. — Seit einigen Wochen sehr zerstreut, die früher gute Schülerin lernt schlecht, geht intellektuell zurück. Sie hatte in der Schule einen Lehrer, den sie sehr liebte. Sie errötete, wenn sie ihn sah oder von ihm gesprochen wurde; sie selbst sprach immer mit Worten großer Bewunderung von ihm. Vor sechs Wochen verließ er die Schule; das Kind weinte sehr und konnte sich nur schwer trösten. Seither ist ihr die Schule gleichgültig. Nach weiteren etwa vier Wochen ist die Krise überwunden, das Kind wieder lernfreudig.

Daß Krisen dieser Art schon bei kleinen Kindern recht schwer sein können, schildert Helene Deutsch. Sind die Kinder älter, so kann die Trennung von der geliebten Person, eine Zurückweisung gelegentlich auch zum Anlasse eines Selbstmordes werden (Bell, Eulenburg). Bei Klein, Raalte, Sadger, Karl Weiß finden sich belehrende Beispiele, die uns die Erotik der Kinder belegen. Auch Löwenfeld bestätigt solche Beobachtungen, hält sie aber doch für ungewöhnliche Vorkommnisse. Daß die Objektwahl im Kindesalter oft genug nach der homosexuellen Seite geht, ohne die künftige Entwicklung etwa damit festzulegen, kann immer wieder beobachtet werden. Darauf weist neben Moll auch Raalte hin. Blüher hat dieser Sonderfrage eine interessante Studie gewidmet. Auch dem Fetischismus begegnet man gelegentlich bei Kindern; namentlich der Fußfetischismus kommt manchmal schon in früher Kindheit vor: Harnik berichtet von einem zweijährigen Knaben, auch ich habe ähnliches gesehen. Die Füße der Erwachsenen sind den Augen der erdnahen Kleinkinder ein besonders leicht erreichbares Objekt. Auch Moll bringt Beispiele dieser Art. Auf die wichtigste Objektwahl, auf die im Kreise der eigenen Familie komme ich noch ausführlicher zu sprechen.

Neben den sentimentalen Liebesäußerungen, wie sie oben geschildert wurden, beobachten wir an den Kindern auch leidenschaftlich-affektvolle der Eifersucht bis zum Haß, zu Todeswünschen, ja Tätlichkeiten in der gleichen Absicht gegen den Nebenbuhler. Zu der typischen, von mir beschriebenen Form, der Eifersucht des Erstgeborenen gegen den Nachkömmling ein neues Beispiel:

Adolf N., 19 Monate alt, Eltern Wiener. Nervös, Mu. gesund. Erstes Kind nach wenigen Tagen verstorben. Nach 9jähriger Pause Patient als zweites Ki. geboren. Sehr verwöhnt. Dürftig entwickelt, blaß, Pavor nocturnus, Anorexie, nervös-zappelig. — Vor 10 Wochen Bruder geboren. Adolf ist sehr unwillig, wenn die Mu. sich mit dem Säuglinge befaßt oder ihm gar die Brust reicht. Will ihn angeblich streicheln, schlägt ihn dann aber jedesmal. Man kann ihn mit dem Kleinen nicht allein lassen.

Und noch dramatischer mutet folgende Beobachtung an:

Franz M., 7 Jahre alt. Gutentwickeltes erstes Ki. einer Mischehe zwischen Nordböhmen und Wiener Jüdin. Va. gesund, hart, lieblos, Mu. gesund, sehr zärtlich, verwöhnt Franz sehr. Nach 7jähriger Pause wird ihm eine Schwester geboren, die Mu. stillt. Franz sehr eifersüchtig, sagt gelegentlich zur Mu.: „Du hast mich jetzt nicht mehr lieb, nur die Ilse. Wenn du mich nicht mehr lieb hast, springe ich zum Fenster hinunter". — Während die Mu. einmal die Kleine an der Brust hat, nimmt er ein Kilogrammgewicht von der Wage und droht, es dem Kind an den Kopf zu werfen: „Dann wirst du wieder nur mich haben!" — Vor der Niederkunft hatte er sich auf die Schwester gefreut. Jetzt äußert er: „Ich habe mir nicht gedacht, daß es so schwer sein wird, wenn noch ein Kind kommt." — Nach einigen Monaten ist diese feindselige Einstellung nicht mehr bemerkbar.

Wie frühe solche Äußerungen der Eifersucht sich kundgeben können, glaubt Hug-Hellmuth an Tiedemanns Söhnchen nachweisen zu können, das mit 8 Monaten in die größte Aufregung geriet, als seine Mutter im Scherze ein fremdes Kind an die Brust legte. Sie selbst beobachtete an gleichgeschlechtlichen Zwillingen, Knaben wie Mädchen, ein ähnlich eifersüchtiges Verhalten. Die Eifersucht richtet sich gelegentlich auch gegen Tiere:

Heinz K., 4jähr. einziges Ki. gesunder Eltern, von der schönen Mu. sehr verwöhnt. Eines Tages kauft sie sich einen Kanarienvogel, mit dem sie sich viel beschäftigt. Empört schleudert der Junge ein Tintenzeug nach dem Vogelbauer.

Unter besonderen Umständen kann ein weibliches Kind seine Eifersucht gegen den Vater wenden.

Grete H., 7jähriges erstes Ki. westungarischer gesunder Eltern. Va. bald nach der Geburt des Ki. zum Kriegsdienst eingezogen, dann 4 Jahre in Gefangenschaft. Mu. widmete sich dem Ki. allzuviel. Vor 11 Monaten wurde eine Schwester geboren. Seit dieser Zeit sehr empfindlich und weinerlich. Seit Vaters Heimkehr auf ihn, jetzt auf die Schwester eifersüchtig. „Die Mu. ist mein!" sagt sie oft im Zorn. — Sehr zart, nervöse Anorexie.

Eine solche homosexuelle Bindung ist die Ausnahme, typisch hingegen und nach der Überzeugung der Psychoanalytiker für das Leben des einzelnen wie der menschlichen Gesellschaft geradezu formend ist die Eifersucht des Kindes, die sich gegen den gleichgeschlechtlichen Elternteil wendet. Das kann gelegentlich in schüchterner, liebenswürdiger Form zutage treten:

Valerie S., 3½jähriges einziges Ki. gesunder Wiener Eltern. Gut entwickelt, seit einigen Tagen Enuresis noct. Die große, anmutige Mu. berichtet: „Das Kind schläft in unserem Schlafzimmer. Wenn mein Mann mich küßt, wird das Ki. rot und verlegen und versteckt den Kopf im Kissen. Mein Mann hat sich schon vorgenommen, es vor dem Kinde nicht mehr zu tun."

Es ist verständlich, einen wieviel tieferen Eindruck auf ein Kind die intimere Zärtlichkeit oder gar der Beischlaf der Eltern machen kann, wenn es den Schlafraum derselben teilt. — Nicht selten nimmt die Eifersucht heftige, groteske oder tragikomische Formen an:

Erna G., 6jähriges einziges Ki. Wiener Eltern. Groß, schön entwickelt, sehr verwöhnt. Als der galante Va. einmal der Mu. Blumen bringt, ist das Ki. empört, bekommt einen der Mu. unbegreiflichen Wutanfall. Sie duldet es nicht, daß der Va. die Mu. küßt. Bald darauf entwickelt sich eine Phobie: Wenn die Mu. ausgeht, länger ausbleibt und das Ki. daheim geblieben ist, weint es sehr aufgeregt bis zu Mu. Heimkehr: es fürchtet, die Mu. könnte überfahren werden. — Die Psychoanalyse pflegt solche Befürchtungen als unbewußte Wünsche zu entlarven. Die Phobie schwindet auf meine Weisungen nach wenigen Monaten. Jetzt ist das Ki. ein blühendes erwachsenes Mädchen.

Oskar L., 6jähriges Ki. eines herzkranken Va. und einer schwächlichen nervösen Mu. Mäßig entwickelt, sehr verwöhnt. Wenn die Eltern leise sprechen, um vom Knaben nicht verstanden zu werden, wenn der Va. die Mu. küßt, wird der Junge wütend und beschimpft die Mu. — Jetzt ein kräftiger gesunder Jüngling.

Wir haben uns damit einer der wichtigsten und meistumstrittenen Thesen Freuds, dem von ihm sog. Ödipuskomplex, genähert, der besagt, daß das erste, oft dauernde Liebesobjekt der Kinder der andersgeschlechtliche Elternteil zu sein pflege, während sich gegen den gleichgeschlechtlichen eine ebenso unbewußte Feindseligkeit kehre. Selbst der so vorsichtige Moll hat solche Tatbestände, besonders an Knaben öfters beobachtet, und zögert nicht, solche Beziehungen zur Mutter als sexuell gefärbt anzuerkennen. Nach Freud hat eine große Reihe von Autoren, ich nenne als Beispiele nur Abraham, Jones, Jung, Birstein, Marcinovsky, Spielrein eindrucksvolle Erfahrungen auf diesem Gebiete geschildert. Auch dem Kinderarzt kann dies bei einiger Aufmerksamkeit kaum entgehen, und schon im zartesten Kindesalter sieht man oft diese Entwicklungstendenz. Ebenso deutlich ist die korrelative Gefühlseinstellung der Eltern den Kindern gegenüber. Am aufdringlichsten zeigt sich das an den einzigen Kindern: den Knaben verzieht die Mutter, und der Vater sucht dem mit zweckwidriger Strenge zu wehren, die einzige Tochter wird vom Vater unvernünftig verwöhnt, und die Mutter ringt darüber hilflos und verbittert die Hände.

Wann dieses eigenartige psychische Verhalten des Kindes etwa zuerst auffällt? — Das Entstehen reicht weit in die Säuglingszeit zurück:

Susanne L., 4 Monate altes erstes Ki. gesunder polnischer Eltern. Mu. erzählt spontan, das Ki. habe den Va. — auch die Großmutter lebt im Hause — am liebsten. Wenn er kommt, wendet sie sich ihm zu, wenn sie unmittelbar vorher geweint hat, lacht sie nun.

Ähnliches konnte ich bereits über ein 6 monatiges Mädchen berichten. Von einem Mädchen von $1^1/_2$ Jahren erzählt die Mutter, der einzige, dem es gehorche, sei der Vater; ihn liebe es sehr. Sie, die Mu. sei dem Kinde bis vor kurzem ganz gleichgültig gewesen. Das charakteristische Verhalten eines 3 jährigen Knaben habe ich schon an anderer Stelle mitgeteilt:

Ernst W., 3 jähriges einziges Ki. eines Wiener Arztes. Eltern gesund, Va. ziemlich streng, Mu. sehr hübsch und zärtlich. Ki. gut entwickelt, hängt angeblich nur an der Mu. Ich frage: „Wen hast du lieb?" Antwort: „Das Mutterle." — „Wen noch?" — „Niemand." — „Den Va. hast du nicht lieb?" — „Nein, er sekkiert mich."

Größere Kinder benehmen sich zuweilen ganz wie Verliebte:

Georg B., 10 jähriges einziges Ki. gesunder ungarischer Eltern. Sieht schlecht aus, ist „nervös", in der Schule sehr unruhig. Teilte durch 8 Jahre das Schlafzimmer der Eltern. Mu. sehr zärtlich. Er liebt sie sehr, schmeichelt ihr, streichelt sie, bewundert ihre Schönheit und zarte Haut; er werde nie heiraten. Wenn er mit der Mu. auf der Gasse geht, faßt er ihre Hand und hält sie oft krampfhaft fest. Vor der Mu. hält er manchmal die Gliedmaßen eigentümlich steif. — Masturbiert.

Wie solche Fixierung der kindlichen Libido für das persönliche Schicksal bedeutsam werden kann, hat Jung dargestellt; ihre soziologischen Auswirkungen hat neben anderen Federn, neuestens wieder Freud selbst und Kelsen auseinandergesetzt.

Es ist schon mehrfach auf die Dämme des Ekels, der Scham, der Moral hingewiesen worden, die von der Erziehung planvoll aufgeführt werden, um der primitiven Triebbefriedigung jene Wege anzuweisen, die unserem kulturellen Stande gemäß sind. Da dieser Stand nicht nur in verschiedenen Kulturkreisen, sondern auch innerhalb eines Volkes nach Klassen noch recht ungleich ist, so werden wir auch in der Erziehung zu diesen Schranken, z. B. beim Landvolke, bei den Arbeitern, in der Stadt, bei den Intellektuellen, manche beachtenswerte Unterschiede feststellen können. Dennoch wird eine allmähliche Entwicklung der Schamhaftigkeit, bei Mädchen gewöhnlich früher und verläßlicher als bei Knaben, bis zur Zeit der beginnenden Pubertät der durchschnittlichen Erfahrung entsprechen. Sie wird im allgemeinen vom Arzte bei der Untersuchung leicht überwunden, wenn sie überhaupt Schwierigkeiten macht. Unter gewissen Umständen kann sie jedoch dieses gewohnte Maß erheblich überschreiten, oder sie kann eine Auswahl der Personen treffen, vor denen sie lebhafter empfunden wird, und dies wieder zu verschiedenen Zeiten verschieden. Diese Formen der Schamhaftigkeit habe ich bis jetzt nur bei Mädchen beobachtet. Oft ist es gerade der zärtlich geliebte Vater, manchmal der Bruder, Großvater, ein Onkel, seltener eine bestimmte weibliche Angehörige, in deren Gegenwart sich das Kind nicht entkleiden will. Nicht selten beobachtet man einen Schub verstärkter Schamhaftigkeit bei einem Mädchen, dem der erste Bruder geboren wurde. Man kann sich dann öfters dem Eindrucke nicht entziehen, daß die brüske Erkenntnis des Geschlechtsunterschiedes dem Mädchen als ein Mangel des eigenen Körpers bewußt wird, den es zu verhüllen wünscht. Daß die gleiche

Situation umgekehrt für den Knaben ein Motiv verstärkter Exhibitionslust werden kann, wird mir hin und wieder von Müttern verzeichnet. — Wenn die Pubertät naht, kann der zu dieser Zeit normale Schub verstärkter Schamhaftigkeit manchmal, in übertriebener Form, in der Familie peinliche Verlegenheiten schaffen, namentlich bei engen Wohnverhältnissen. Ich habe auch darauf aufmerksam gemacht, daß mancher „runde Rücken" bei Mädchen dieses Alters in dem Bestreben des Kindes seine Quelle hat, die wachsende Brust den Blicken zu entziehen. Endlich möchte ich noch jener scheinbaren Schamhaftigkeit gedenken, die aus der Angst zu erklären ist, der Arzt könnte die mit Schuldbewußtsein insgeheim fortgesetzte Onanie bei der Entblößung der Geschlechtsteile erkennen. Solche Kinder, Knaben und Mädchen von 5—8 Jahren, entkleiden schon ungern den Oberkörper, wehren sich noch unwilliger gegen die Entblößung des Bauches und widersetzen sich mit verzweifelter Wut der Untersuchung des Genitales. Manchmal dürfte auch die von den Erziehern in diesen Fällen nicht selten geäußerte Kastrationsdrohung die Schuld an diesem Benehmen tragen, ähnlich wie Kinder, denen man törichterweise eine Mandeloperation angedroht hat, sich gegen die Besichtigung des Rachens wehren, wobei wir der besonders hohen Einschätzung des Membrums beim Knaben nicht vergessen dürfen.

Daß der heilsame Ekel von Kindern öfters nur schwer akzeptiert wird, ist von den Kotschmierern und dem großen Interesse der Kinder für ihre Ausscheidungen her geläufig. Daß auch der Harn einer ähnlichen Schätzung begegnen kann, zeigt:

Lieschen G., jetzt 2½ Jahre altes gesundes zweites Ki. eines gesunden Va., einer leicht nervösen Mu. Mit 13 Monate ließ sie den Harn noch öfters auf den Boden. Als die Erwachsenen das unter Schelten abwischten, ahmte sie dies anfangs nach. Dann fing sie an, den Harn vom Boden wegzulecken.

Von großem psychologischen Interesse und, wie die Psychoanalytiker versichern, auch als Symptombildner bedeutsam sind die frühinfantilen Sexualtheorien. Frühe regt sich in dem Kinde die Frage nach dem „Woher?"; namentlich wenn in der eigenen Familie oder in einer nah verbundenen sich eine Geburt ereignet, öffnet sich eine Schleuße von schwer erfaßbaren Problemen. Woher kommt das Kind, welche Rolle spielt die Mutter dabei, wie wird es aus dem Leibe derselben entbunden, was hat der Vater damit zu tun, — alle diese Fragen knüpfen sich an manche schon früher an den Eltern beobachteten Heimlichkeiten, an die sonderbaren Verbote, mit denen die Geschlechtsteile belegt werden, und geben die Unterlage zu sonderbaren, zumeist geradezu typischen Phantasien. Zuerst hat Freud aus seinen Analysen derartige Theorien abgeleitet, dann an einem 5jährigen Knaben ihre Realität bestätigt; Bleuler, Reitler, Spielrein haben diese Kasuistik bereichert, Jung dieses Erlebnis in einer besonders reizvollen Darstellung breiter geschildert. Er und kürzlich wieder Klein haben die Bedeutung dieses Suchens nach der Wahrheit für die geistige Entwicklung dargelegt. Auch ich habe solches Material beigebracht. Besonders häufig kehrt die Vorstellung wieder, daß die Kinder gleich dem Stuhl aus dem After entleert werden; sonderbar genug glauben dies nicht nur Knaben, sondern ebenso auch Mädchen. Es ist interessant, mit welch klarer Logik Kinder das Problem der Menschwerdung oft schon in früher Jugend durchdringen, auch wenn die Erwachsenen der Umgebung sich ihren Fragen in der bisher gewohnten Art verschließen. Ich erinnere an den Brief einer Mutter an Freud, in dem dies von einem noch nicht 4jährigen amerikanischen Mädchen berichtet wird.

Bevor ich diesen Abschnitt abschließe, möchte ich betonen, daß alles das, was ich hier als Äußerungen der Sexualität des Kindes dargestellt habe, an Kindern beobachtet wurde, die man im allgemeinen als gesund zu bezeichnen pflegt. Nicht also von krankhaften Abweichungen von der Norm, sondern von der Norm selbst war hier die Rede. Und so ergibt sich denn die bedeutungsvolle Frage, wie sich der Erzieher, der Arzt zu diesen Erscheinungen zu stellen hat, und welche neuen Aufgaben sich für sie aus diesen neuen Erkenntnissen ergeben.

II. Aufgaben der Erziehung.

Es ist klar, daß der Erziehung mit der Erkenntnis des kindlichen Wesens von der hier dargestellten Seite neue, bisher kaum beachtete Aufgaben erwachsen. Der Arzt, zumal der, dem das Wohl von Kindern anvertraut ist, muß sich in diese Aufgabe versenken, weil sie ein prophylaktisches System umschließt, weil die Art ihrer Bewältigung zu seiner Alltagsarbeit in tausenderlei Beziehungen steht.

Natürlich hat Freud dieses Problem schon frühzeitig formuliert: Es gilt den Aufbau der seelischen Mächte, die später dem Sexualtriebe als Hemmnisse in den Weg treten und Dämmen gleich seine Richtung bestimmen sollen, den Ekel, das Schamgefühl, die moralischen und ästhetischen Vorstellungsmassen. Diese Leistung müsse mit vorsichtiger Zurückhaltung bewerkstelligt werden, indem die Erziehung der organischen Entwicklung bloß unterstützend folge. So wohlerwogen bescheiden dies gemeint ist, so schwer wird es den Erziehern noch lange hinaus, diesen Weg des Sichbescheidens zu gehen. Zu sehr sind sie auf der einen Seite von tausend Vorurteilen beschwert, auf der anderen durch ihr eigenes, der Selbsterziehung so oft bedürftiges und so selten teilhaftiges Wesen zu aktivem Vorgehen in falschen Richtungen allzu bereit. Jung fordert daher, die Erzieher mögen die Kinder endlich einmal so sehen lernen, wie sie wirklich sind, und nicht so, wie sie sie zu haben wünschen; man möge bei der Erziehung den Entwicklungslinien der Natur, nicht toten Vorschriften folgen. Selbst Moll ermahnt, man solle sich von Anfang an darüber klar sein, daß der völlige Ausschluß sexueller Reize bei der Erziehung des Kindes unmöglich ist. Alfred Adlers geistreiche Aufstellungen, die hier einsetzen und der Erziehung neue Wege weisen wollen, Deutungen, die den oft zitierten „Willen zur Macht" als „männlichen Protest" in den Mittelpunkt der Theorie stellen, wirken gerade auf den naiv beobachtenden Kinderarzt durchaus nicht überzeugend. Ich scheide sie deshalb mit achtungsvoller Ablehnung aus der Diskussion aus.

Schon in den ersten Tagen hat die Erziehung in der Form aufmerksamer, aber nicht überzärtlicher Pflege einzusetzen. Das Kind mit Wiegen, Umhertragen verwöhnen heißt, es in diesem Punkte anspruchsvoll machen. Die Regelung der Ernährung ist unser erster notwendiger Versuch, eine Triebbefriedigung zu rationieren und zu rationalisieren. — Soll das Lutschen gehindert oder begünstigt werden? Die vielen unkritischen Vorurteile, denen wir auf diesem Gebiete begegnen, halten einer Nachprüfung nicht stand. Mit der Entwicklung des Intellekts hat diese Triebbefriedigung nichts zu tun. Ich kenne über das Durchschnittsmaß intelligente Kinder und Erwachsene, —

gewesene oder noch aktive begeisterte Lutscher. Hier, wie auf dem Gebiete der autoerotischen Triebbefriedigungen überhaupt, auch der Onanie, um dies vorweg zu nehmen, geschieht ein grober Denkfehler: Geistesschwache aller Grade neigen vielfach zu ungehemmter autoerotischer Betätigung, oft in schamloser Weise betrieben. Viele Gesetzesüberschreitungen auf sexuellem Gebiete geschehen von Debilen. Sie sind eben der Erziehung oft schwer zugänglich; die Aufführung jener Dämme als Hemmungen mißlingt, weil sie schwachsinnig sind. Sie sind aber **nicht schwachsinnig geworden**, weil diese Erziehung mangelhaft war. Auch den Ernährungserfolg sehe ich im allgemeinen durch das Gewährenlassen beim Lutschen nicht gefährdet. Doch wäre in dieser Hinsicht die Sammlung von Erfahrungen an großem Materiale zu wünschen. Das Zusammentreffen von Trinkfaulheit und energischem Ludeln schien mir bei einzelnen Neugeborenen doch auffällig. — Spätere Anomalien der Zahnstellung, vor allem die Prognathie aus dem Ludeln erklären zu wollen, wie dies Chandler und neuerdings Höck versuchte, geht auch nicht gut an, denn viele Kinder, die lange und gerne geludelt haben, zeigen eine tadellose Zahnstellung. Es ist mißlich, eine so weit verbreitete Gewohnheit, wie das Lutschen der Säuglinge, mit einer doch relativ seltenen Mißbildung in ursächlichen Zusammenhang bringen zu wollen. Zweifellos wirkt das Ludeln auf junge Säuglinge beruhigend, und es ist in den ersten Monaten gegen seine Duldung nichts einzuwenden, wenn die selbstverständlichen Regeln der Reinlichkeit dabei beobachtet werden. Auf die Frage: Finger oder Gummilutscher? entscheide ich mich gerne für diesen, weil die Abgewöhnung dabei später leichter gelingt. Mit dem Ende des ersten Jahres glaube ich im allgemeinen die Zeit gekommen, dem Kinde den Lutscher zu entziehen.

Etwa um die gleiche Zeit soll auch die Gewöhnung an die Entleerung des Stuhles und Harns nach unseren Wünschen durchgesetzt werden. Wohl ist das Gelingen bald schwerer, bald leichter, aber im 2. Jahre soll dieser Kampf zugunsten der kulturellen Forderung entschieden werden. Wenn das in falschem Mitleid weiter hinausgeschoben wird, so wachsen die Schwierigkeiten. Bei einem gesunden Kinde muß im 3. Jahre die Beherrschung der Blase und des Mastdarms auch bei Nacht erzielt sein. Viele Mütter verheimlichen die Enuresis ihres Kindes solange als möglich, bis sie schließlich beim Schuleintritte oder einer anderen Gelegenheit eingestanden werden muß. Die Behandlung des Bettnässens wird um so schwieriger, je später sie einsetzt. Die hier gemeinten Leistungen der Erziehung müssen, wie überhaupt auch jede andere, mit gütigen Mitteln erzielt werden. Schläge, Einschüchterung, Erzeugung von Angst, liebloser Hohn und herabsetzender Vergleich mit Geschwistern sind vielgebrauchte, aber falsche Mittel. Anfangs wird man wohl ohne Lustprämien allerlei Art dieses Werk nicht beginnen können, und hier schon, wie später immer, weniger mit Reden als durch Beispiel wirken müssen. Die Schamhaftigkeit ist einer späteren Entwicklungsstufe vorzubehalten.

Die positive Leistung des Abhaltens gelingt übrigens meistens. Weit mehr Fehler geschehen in diesen ersten entscheidungsvollen Jahren durch das Übermaß an Zärtlichkeit, das allzufrüh starke heteroerotische Strebungen weckt, oder an Strenge, die manche diesem Alter gemäße autoerotische Betätigung gedankenlos und brutal unterdrückt, endlich durch ängstliches Gehaben, das der Hypertrophie des Narzißmus Vorschub leistet und soziale Gefühle nicht aufkommen läßt. An den einzigen und Lieblingskindern, wie anderen von mir dargestellten Milieukindern kann man exzessive Wirkungen solcher Erziehungsfehler studieren. Die häufigsten der Fehler sind etwa folgende: Das Kind wird viel auf dem Arm getragen, geküßt und geherzt, wandert vom Arm des einen Erwachsenen zum anderen. Es wird von den Erwachsenen des Nachts zur Beruhigung ins Bett genommen; es teilt, auch wo es nicht die enge Wohnung so erzwingt, das Schlafzimmer der Eltern und ist dort der Zeuge aller intimen Vorgänge; es ist beim Ankleiden, ja auch beim Bade der Erwachsenen zu Gaste; es wird zum Spielzeug der Erwachsenen gemacht, besonders wenn es wohlgestaltet ist. Auf der anderen Seite wird es zuviel erzogen: Springen, Klettern, Tollen, Jauchzen wird ihm untersagt, es regnet Verbote. Die Treibhaustemperatur jener übergroßen Zärtlichkeit züchtet die sexuellen Ansprüche und macht die Kinder schwer erziehbar (Freud). Und nun werden gerade bei solchen Kindern durch jene tausend Verbote diese gesteigerten Ansprüche sinnlos bekämpft, Verzichte erzwungen, die auch einem vernünftig behandelten Kinde schwer fielen. Aus diesem Widerspruche wird die Neurose entwickelt, die in Angst, Trotz, Dystrophie und allerlei Organsymptomen genug der Warnungssignale aufrichtet, um Beachtung zu finden, meist aber reflektorisch mit kühlen Abreibungen, Eisen- und Arsenpräparaten behandelt und damit gedankenlos fast gehöhnt wird. Daß auch Schläge nicht lange ausbleiben, so daß die Gefahr einer sado-masochistischen Entwicklung in die Nähe rückt, ist auf unserem Erziehungskulturniveau fast selbstverständlich. In der letzten Zeit hat wieder Freud auf die Bedeutsamkeit solcher Prügelszenen für spätere Neurosen hingewiesen, nach ihm an einem überzeugenden Beispiele Anna Freud.

Wenn über die Stellung des Erziehers und Arztes zur Onanie auch noch ausführlicher gesprochen werden soll, so ist hier doch der Platz, um der Schädlichkeit der Kastrationsdrohung zu gedenken. Der Kastrationskomplex spielt in der psycho-analytischen Literatur eine große Rolle (Alexander); der Kinderarzt wird also gut tun, vor Unbedachtheiten in dieser Frage zu warnen, bei der Untersuchung des Genitales zart vorzugehen. Ich sah einmal bei einem 3 jährigen Knaben im Anschluß an eine brüske Behandlung seines verklebten Präputiums durch einen etwas brutalen Arzt Angstzustände zur Entwicklung kommen.

Die Gesellschaft von Kindern wirkt auf Kinder so überaus wohltätig, weil von diesen Miterziehern im allgemeinen jene absichtslose, diskrete Beeinflussung zu erwarten ist, die die natürlichen Triebkräfte nicht gewaltsam in ihrer Entfaltung stört. Hier findet der Egoismus seine natürlichen Grenzen, finden homo- und heterosexuelle Neigungen ihren ruhigen Ablauf, entwickelt sich Mitleid und Mitfreude zu fruchtbaren Fähigkeiten. Geht es dabei auch zuweilen etwas wild und ungezügelt zu — das Gleichgewicht ist meist leicht hergestellt. Darum muß der Kinderarzt, besonders in unserer kinderarmen Zeit auf die Erziehung in Kindergruppen das größte Gewicht legen und der üblen Vereinsamung entgegentreten, in der viele unserer Kleinkinder gedeihen sollen, aber nicht können. Der Kindergartengedanke Fröbels muß künftig durch den Arzt volkstümlich werden. Wo Geschwister nebeneinander erzogen werden müssen, sollen die Erzieher sorgsam verhüten, daß ein Verhältnis der Rivalität, ein Gefühl des Bevorzugten oder Hintangesetzten Platz greife. Insbesondere dann, wenn dem ersten Kinde nach langer Pause ein zweites folgt, unter mehreren Knaben ein

Mädchen oder umgekehrt ein Knabe unter Schwestern zu solchen Fehlern verführen könnte, sei man auf der Hut! Wir müssen die Eltern bereit machen, Konflikte der kindlichen Seele zu verstehen, wenn sie entbrannt sind, ihrem Entstehen aber nach Kräften zu wehren. Bei solchen Anlässen entscheiden sich nicht selten spätere Schicksale.

Wenn das Kind das dritte Jahr überschritten hat, sich physisch und psychisch der Umwelt zu bemächtigen strebt, tritt, wie wir sahen, das Problem seines eigenen Werdens, der Bedeutung der Elternschaft bald in den Kreis seines Denkens. Die bisher in unserem Kulturkreis gangbare Erziehung, die ländliche Bevölkerung nicht ausgenommen, ist den Kindern in diesem unausweislichen Forschen alles schuldig geblieben, ja noch mehr: sie hat durch ein Lügengewebe die Wahrheitsliebe des Kindes mit ihrem schlechten Beispiel untergraben — ein Zerstörungswerk, das alle salbungsvollen Redensarten vom Fluche der Lüge nicht mehr wettmachen können — sie hat ihre eigenen Autoritäten, die Eltern und andere Erwachsene, in ihrem Ansehen unheilbar erschüttert, sie hat alles Geschlechtliche mit dem Makel des Verboten-Verwerflichen entwertet und durch die Art, wie die Kinder nun doch zu dem Wissen davon kamen, beschmutzt durch die Gosse schleifen lassen und hat natürlich jenen für das kulturelle Zusammenleben notwendigen Damm moralischer und ästhetischer Vorstellungen verpfuscht. An die Stelle einer sexuellen Moral wurde die sexuelle Scheinheiligkeit gesetzt, die mit frommem Augenaufschlag die Prostitution verwirft und sich zu ihr augenzwinkernd bekennt, die den Ehebruch im Gesetze strafbar macht, um ihn als ungeschriebenes Recht mindestens für die Männer in Anspruch zu nehmen, die von der kulturellen Bedeutung der Kunst faselt und beim Anblick von Putten von peinlichen Erregungen befallen wird, die im offiziellen Teil alle hohen Güter des Volkes wahrt, um sich später an Zoten und Suff zu erholen und als unabwendbare Folge das ganze Volk und in ihm schon die Kinder — und hier meldet sich wieder der Kinderarzt — mit den Geißeln der Geschlechtskrankheiten und Neurosen schlägt.

Schon die großen Erzieher deutscher Zunge des 18. Jahrhunderts — ich nenne nur Basedow, Salzmann — haben einer Reform der Erziehung auf diesem Gebiete mit Eifer das Wort gesprochen. Thalhofer hat in einer Studie diese Bestrebungen der sog. Philantropen gewürdigt. Noch war die Zeit für solche Gedanken nicht reif, und Jahrzehnte mußten hingehen, die Frauenbewegung, die Gedankenwelt des Sozialismus, die ethische Bewegung und die unermüdliche Arbeit der Gesellschaft zur Bekämpfung der Geschlechtskrankheiten mußten den Boden umackern, die Psychoanalyse die Pädagogik befruchten, um der Forderung nach einer bewußten klaren Erziehung auf dem Gebiete des Geschlechtlichen den Sieg zu bereiten. Um nur einige Autoren zu nennen, die hier den Weg bahnen halfen, seien Bader, Flachs, Friedjung, Siebert, v. Wild, jüngst wieder Mayr, aus der psychoanalytischen Schule etwa Hug-Hellmuth, Jung, Spielrein genannt. Bei Bernfeld, Mensendieck, Pfister, bei Kanitz, der von einer anderen Seite kommt, weiten sich die neuen Einblicke in die Seele des Kindes und — des Erziehers zu der Forderung und praktischen Erprobung einer neuen Erziehung, die neuestens Aichborn auch an einem großen Material krimineller Jugendlicher mit Erfolg erproben konnte. Sie alle stützen ihre neue Art auf die drei Grundforderungen: der Erzieher erkenne das Kind, wie es ist, und suche sein Tun zu verstehen; er übe unablässig

Selbsterkenntnis und Selbsterziehung und stelle sich hinter die Sache; alle Erziehung wirke mit Liebe und gütigem Verstehen! Natürlich hat das mit Verweichlichung nichts zu tun; nur einschüchternde Strenge wird abgelehnt, da man ihre Schäden endlich erkannt hat.

Besonders schwer lasten auf den Gemütern der Kinder oft Zerwürfnisse der Eltern, der Zwang, Partei nehmen zu müssen. Oft tritt dabei jener Ödipuskomplex in Erscheinung: der Sohn entscheidet sich leicht für die Mutter, gegen den Vater, die Tochter für den Vater und gegen die Mutter. Das Schicksal des umkämpften Kindes erwächst leicht auf diesem Boden. Eine auffallend von der Sitte abweichende Lebensführung des einen oder beider Elternteile kann von der aufdämmernden Erkenntnis an eine krankhaft gedrückte Stimmungslage des Kindes oder eine verfehlte, gesellschaftsfeindliche Charakterentwicklung begünstigen. Und auch der Kinder Beziehungen zu sonstigen Pflegepersonen und zu ihren Lehrern verdienen unsere Aufmerksamkeit. Eine überzärtliche Großmutter, ein unerbittlich strenger Vormund, ein sadistischer Lehrer, eine im Liebesleben enttäuschte alte Erzieherin, um nur einige Beispiele meiner Erfahrung zu nennen, kann der Entwicklung eines Kindes unheilvolle Wunden schlagen, wie andererseits die brüske Trennung von einer Pflegeperson, die dem Kinde viel bedeutet hat. Alle diese Situationen können auch Krankheitsbilder zeitigen, die dem Kinderarzte nicht fremd sein dürfen.

Und schafft das weitere Leben der Kinder in Freundschaften, schwärmerischer Verliebtheit in Erwachsene, in den Erschütterungen der ersten Liebe tausenderlei Konflikte, die in ihren tiefsten Wirkungen bis zum Selbstmord Gegenstand ärztlicher Beratungen werden können, so sehen wir hier ebensoviel Gelegenheiten, mit klarem, unbefangenem Verstehen drohende Schicksal zu wenden, die Bedeutung aktueller Konflikte richtig abzuschätzen und damit ein Wegweiser zu sein in schweren Zweifeln.

Bei der Aufrichtung der Schranken des Ekels und der Schamhaftigkeit wird nicht selten über das Ziel geschossen, und Moll geißelt mit Recht diese Übertreibungen. Neurotiker wirken dabei oft als schlechte Beispiele. Allzuwenig Sorgfalt wird hingegen der Lektüre der Kinder zugewendet, und Theater und Kino vollenden die Geschmacks- und Gefühlsverwüstung, die so angebahnt wurde. Wenn man es sich als Arzt nicht verdrießen läßt, die Bücher anzuschauen, die etwa von kranken Kinder oft geradezu verschlungen werden, so kann man zu manch notwendigem Worte der Prophylaxe Anlaß finden. Unsere schöne Literatur ist zum Glück reich genug an fesselnden Werken, die wir unserer Jugend in die Hand geben können, und Werke der Weltliteratur in vortrefflichen Übersetzungen können sie ergänzen, um unsere Kinder zu unterhalten und dabei ihre Herzen für alles Schöne und Edle zu erwärmen.

III. Ärztliche Gesichtspunkte.

a) Allgemeines.

Die folgenden Ausführungen wollen noch in einigen Unsicherheiten feste Richtlinien suchen, um dann namentlich dem Wirken des Schularztes in den Fragen des kindlichen Geschlechtslebens einen festeren Boden zu sichern. Wir haben erfahren, daß die kindliche Onanie überaus häufig ist. Wenn sie bisher bei Säuglingen und Kleinkindern selten beschrieben wurde, so lag das an uns Ärzten. Hierzu noch eine Beobachtung! Recht häufig klagen Mütter bei Kindern dieser Altersstufe über **nächtlichen Schweißausbruch**. Die objektive Untersuchung ergibt nichts Auffälliges, namentlich nichts, was auf Tuberkulose hinwiese. Gehen wir der Klage genauer nach, so erfahren wir, daß man diese Erscheinung im ersten Schlafe zu beobachten pflege, bald nachdem man das Kind zu Bett gebracht hat. In den meisten dieser Fälle, stellt es sich dann heraus, daß dieser Schweißausbruch der Akme eines masturbatorischen Aktes entspreche, der dann von raschem, tiefem Einschlafen gefolgt zu sein pflegt.

Da wir nun in der Literatur doch so viele krankhafte Folgen der Onanie verzeichnet finden, möchte ich mich auch mit diesen Autoren auseinandersetzen. Seitdem die Tabes und Paralyse als Spätlues entlarvt sind, begnügen sich die meisten von ihnen mit der Befürchtung, die normale Sexualität könne im späteren Leben Schaden leiden, so wenn Löwenfeld 75% der späteren Potenzstörungen mit der Onanie der Jugendlichen erklären will. Bei der Häufigkeit der Onanie ist es nur selbstverständlich, daß auch bei den meisten Potenzgestörten die Anamnese Masturbation ermitteln kann. So meint denn auch der vorsichtige Moll, daß man von der Onanie im allgemeinen keine Gefahr zu fürchten habe. Viel wichtiger als die wirklichen Folgen ist auch nach seiner Ansicht die von unwissenden Laien, Ärzten und gewissenlosen „volkstümlichen" Werken gezüchtete Furcht vor solchen. Die mit Angst und Selbstvorwürfen fortgesetzte Onanie — der Trieb ist eben nicht selten stärker als die Hemmungen — führt zweifellos zuweilen zu physischen und psychischen Störungen. Die Psychoanalytiker messen namentlich manchen die Masturbation begleitenden Phantasien pathogene Bedeutung bei. Wie es sich mit solchen Phantasien bei Kindern verhält, ist noch nicht ermittelt. Es spricht manches dafür, daß es sich, wenn solche vorliegen, nicht um so folgenschwere handelt, wie bei den halbwüchsigen. Hirsch hat nervöse Dyspepsien bei Jugendlichen als Folge von Onanie beschrieben, die er psychisch geheilt habe. Hier mag es sich um Furchtfolgen der oben angedeuteten Art gehandelt haben. Ossendowsky hat unter 220 onanierenden Knaben bei 52 eine hypertrophische Mamma festgestellt und bezeichnet dies nun als neues Zeichen des Onanismus. Der Augenschein an unseren Jünglingen und Männern kann uns auch darüber beruhigen. Neter hat so wenig wie Friedjung nennenswerte Folgezustände der kindlichen Onanie festzustellen vermocht. Es sind darum alle schweren Geschütze gegen diesen Feind überflüssig. Und wenn Régis z. B. mitteilt, er habe ein 6½jähriges Mädchen mittels der Hypnose von der Onanie geheilt, wogegen sich ein Knabe refraktär erwiesen habe, so meine ich, es seien um zwei Kinder zuviel hypnotisiert worden. — Soll also der Arzt der Onanie überhaupt nicht achten? Dies wäre ein falscher Schluß. Vor allem soll er die Eltern beruhigen, denn man sieht aus ihrer Unwissenheit auf diesem Gebiete manches Unheil entstehen.

Grete B., 14jähriges einziges Ki. nervöser Eltern. — Vor einem Jahre wurde durch inquisitorisches Fragen bei ihr die Onanie entdeckt, als sie nicht gut aussah. Bis dahin ein frohes gesundes Kind. Seither haben die Eltern, besonders der Va. aus ihrem Haus eine „Hölle" gemacht (Ausdruck der Mu.). Das Ki. wird immer mit dahingehenden Fragen beunruhigt, es wird ihr mit allen erdenklichen Folgen, auch der Irrenanstalt gedroht. Das Ki. selbst sagt mitunter: „Wenn du nicht soviel davon sprichst, so denke ich nicht daran." — Die Untersuchung ergibt ein gedrücktes, mäßig entwickeltes, gesundes, sonst liebenswürdiges Ki. — Ich beruhige die Leute und nun blüht das solange gequälte Mädchen förmlich auf.

Wenn man die notwendige Beruhigung der Angehörigen durchgesetzt hat, — es ist nicht immer leicht, weil Dummheit und Afterweisheit dabei von vielen Seiten dagegen wirken —, so kann man die vorliegende Aufgabe als eine rein erzieherische darlegen. Beim jüngsten Kinde wird man rein mechanisch mit affektlosem Handgriff das Spiel bei jeder Beobachtung unterbrechen. Ist das Kind etwa ein Jahr alt, dann kann die Miene, auch ein kurzes Wort des Pflegers bereits zu verstehen geben, daß dies Spiel nicht gerne gesehen wird. Im zweiten Jahre kann man schon das Gefühl des Ekels in den Dienst der Erziehung zu stellen beginnen. Wir wollen die „schmutzige" Hand nicht nehmen; ist das Kind mit etwa zwei Jahren einer sprachlichen Begründung bereits zugänglich, dann kann man diese Ablehnung in anschaulichen Worten und Gesten erklären. Und das sanfte Lob des Erziehers muß der Lohn für jeden Verzicht auf jenem Gebiete sein. Ist das Kind endlich für sittliche Forderungen reif geworden, dann wird man seinen Ehrgeiz aufrufen können, Selbstbeherrschung zu lernen, Selbstzucht als dauernde Aufgabe anzusehen. Freilich müssen wir darin vorangehen. Genußsüchtige, jähzornige, in Freud und Leid unbeherrschte Menschen können solch ein Erziehungswerk nicht leisten. Da die meisten Eltern von diesen unentbehrlichen Erziehertugenden kaum einen Hauch besitzen, halte ich dieses häusliche Milieu auch unter sozusagen günstigen Verhältnissen für unzulänglich und trete seit langem auch darum bei Kindern jenseits des dritten Jahres für die Erziehung in Gruppen unter sachverständiger Leitung ein. Noch später handelt es sich darum, einen gewissen Geschlechtsstolz im Kinde zu entwickeln, eine Freude an seinem gesunden, reinen Körper und seiner Unberührtheit, die man einem geliebten ebensolchen Menschen aufbewahrt, damit die Kinder dieser Liebe einst noch besser würden: So wird das Kind als Glied seines Volkes und der nach höheren Zielen ringenden Menschheit seiner hohen Verantwortung bewußt gemacht.

Körperliche Übungen, Sport, eine verständige Lebensweise und der Verruf aller geistigen Getränke werden solchen Bestrebungen wertvolle Hilfe leisten. Wenn der Sport von Übertreibungen freigehalten wird, bedeutet er eine so ausgiebige unschädliche Rückkehr zur Haut- und Muskelerotik neben wertvollen Sublimierungen wichtiger Triebkomponenten, daß die Entlastung des Organismus von seinen quälenden Spannungen, die Sicherung eines guten Schlafes nach solcher Betätigung bio- und physiologisch durchaus verständlich ist.

Mit der größten Schärfe aber muß jenen ärztlichen Vorschlägen entgegengetreten werden, die bei Jugendlichen wegen Onanie und Pollutionen die Aufnahme des Geschlechtsverkehrs empfehlen. Eine Zeit, in der eine zielklare sexuelle Erziehung das Gebot der Stunde ist, darf sexuelle Verwahrlosung als autoritativen Rat nicht mehr ertragen. Aber auch Ausschreitungen nach der anderen Seite in der Form streng vegetarischer Vorschriften und asketischer Lebensanschauungen sollen wir Kinderärzte unserer Erfahrung gemäß als schädlich zurückweisen. Die Bewirtschaftung unseres „organischen Kapitals" (Tandler) kann nicht der Tummelplatz des Unverstandes und Aberglaubens bleiben.

Aufmerksamste Beachtung verdient die spontane sexuelle Frühreife. Sie findet sich nach Freud und anderen Beobachtern überaus häufig in der

Anamnese der Neurotiker und führt erfahrungsgemäß leicht zu Sexualäußerungen von der Art der Perversionen. Solche Frühreife bedroht nicht bloß die normale Gestaltung des späteren Geschlechtslebens, sondern macht die Kinder auch schwer erziehbar und schädigt damit nicht nur sie und ihre Umgebung, sondern auch die Volksgemeinschaft. Darum muß der Arzt allen Erziehungsfehlern entgegentreten, die eine solche Entwicklung begünstigen. Freud macht darauf aufmerksam, daß sexuelle Frühreife häufig mit vorzeitiger intellektueller Entwicklung parallel geht. (Bei der Schilderung des einzigen Kindes habe auch ich darauf verwiesen.) In dieser Vereinigung finde sie sich auch in der Kindheitsgeschichte der bedeutendsten und leistungsfähigsten Individuen; sie scheine dann nicht ebenso pathogen zu wirken, wie wenn sie isoliert auftritt.

Auch zu der sog. Jugendbewegung, die unter verschiedener Führung nicht nur die reifere, sondern auch die noch schulpflichtige Jugend in weiten Kreisen ergriffen hat, muß der Arzt eine klare Stellung suchen. Sie wurde nicht nur aus Gründen, die außerhalb des medizinischen Interesses liegen, scharf angegriffen, sondern auch, namentlich seit dem Erscheinen der bedeutsamen Schrift von Blüher, aus psychosexuellen Gründen hier und da für schädlich erklärt, weil sie eine Brutstätte der Homosexualität zu werden drohe. Es ist zweifellos, daß die jedem Kinde angeborene homosexuell-psychische Anlage in dieser Bewegung eine große Rolle spielt, aber dasselbe läßt sich von Kameradschaften, Sportvereinigungen, Klubs, Stammtischen Erwachsener sagen, ohne daß sie dadurch im mindesten moralisch entwertet würden. Da in solchen Jugendgemeinschaften jugendlicher Frohsinn und die Freude an der Natur neben Idealen gepflegt werden, die die jungen Menschen über ihr kleines Ich hinausheben, so sind sie auch als Förderer sexueller Gesundheit von großem Werte. Selbstverständlich darf es ihnen an taktvoller Kontrolle nicht fehlen.

b) Winke an den Schularzt.

Die Tätigkeit des Schularztes hat erst eine kurze Geschichte. Sie ist nicht bloß einer Fortentwicklung fähig, sondern diese wäre im Interesse unseres Nachwuchses auch lebhaft zu wünschen. Allerdings setzt dies eine besondere Qualifikation des Arztes voraus, wie ich sie bisher nur selten antreffe. Vielleicht wird die wünschenswerte Entwicklung dieser Stellung zum Hauptamte mehr solche besondere Begabungen emporzüchten, die dann kraft ihrer besonders tiefen ärztlichen, erzieherischen und menschlichen Einsichten zugleich helfen werden, unseren Lernschulen den Stempel von Erziehungsanstalten aufzuprägen.

Auch in der Frage der sexuellen Prophylaxe ist dem Schularzte ein großer Einfluß möglich, und er wird dabei Schüler, Lehrer und Eltern mit dem Auge des Kenners beobachten müssen. Schon bei der ersten Untersuchung der Schulrekruten wird er dem Benehmen des Kindes, dem Zuviel oder Zuwenig an Schamhaftigkeit, dem Genitale, eunuchoiden Stigmen seine Aufmerksamkeit schenken und auf Grund seiner Beobachtungen Ratschläge formulieren. Bei jungen Kindern namentlich ist es nicht gleichgültig, ob das Haar und die Kleidung ihrem Geschlechte angemessen ist. Viele Eltern wählen da aus törichter Eitelkeit oder aus dem unbewußten Verlangen nach einem Mädchen statt des Knaben oder umgekehrt, Trachten, die in dem Kinde um so eher Zweifel an seiner geschlechtlichen Zugehörigkeit wecken, als in solchen Fällen oft genug die gedankenlose Äußerung fällt: „Du siehst ja aus wie ein Mädel! Du bist ja gar kein Bub," oder wieder umgekehrt. Solche Tracht, solche Erlebnisse können leicht zu einem Motiv der dauernden homosexuellen Einstellung werden.

Bei der Veranstaltung von Schulfeiern, bei der Aufführung von dramatischen Werken wird der kundige Arzt leicht einen überwuchernden Narzißmus, Neigung zu Rollen des anderen Geschlechtes, Masochismus, Sadismus, sexuelle Frühreife schon bei den Vorbereitungen durchbrechen sehen können und für die nötigen Korrektive Sorge tragen.

Er muß weiter wissen, daß in Schulen der Abtritt oft zum Orte sexueller Ausschreitungen wird, und kann mit dem Lehrkörper die notwendigen taktvollen Sicherungen beraten. Wenn sich das Betragen und die Leistungen eines Kindes auffällig ändern, so wird er auf individuelle Klärung des Einzelfalls dringen; viel Kinderleid kann so verhütet werden.

Im Rahmen der Unterweisung in der Gesundheitspflege, deren Aufnahme in den Lehrplan hoffentlich in absehbarer Zeit in allen Kulturländern gelingen dürfte — hierin wird wohl der Schularzt der beste Lehrer sein —, wird er namentlich auch die schweren Schäden der Genußgifte, vor allem des Alkohols in das richtige Licht setzen. Rausch bei Schulausflügen, die beschämenden Ausartungen bei Kneipen müssen der Jugend als Selbstentwürdigung zum Bewußtsein kommen, wenn schon die alkoholfreudige ältere Generation keine anderen wirksamen Mittel wählt. Das ist einer der wichtigsten Hebel zur Ausmerzung der Prostituierung und venerischen Durchseuchung unserer Jugend.

Leicht wird der Schularzt auch Anlaß haben, zur Frage der Koedukation Stellung zu nehmen, da diese in unserer Zeit im Einzelfalle immer öfter zur Entscheidung gestellt wird. Gerade psychosexuelle Bedenken, die von ängstlichen Naturen in diesem Zusammenhange immer wieder geäußert werden, kann Moll in einer durchaus sachlichen Betrachtung keineswegs beitreten. Ich kann gleichfalls auf Grund eigener Erfahrungen von der Koedukation mehr Nutzen als Schaden berichten, wenn dieser sich überhaupt in Einzelfällen ergeben haben sollte. Wie die Wilden sind auch die Kinder „bessere Menschen" und rechtfertigen die Befürchtungen der Erwachsenen keineswegs. Das viele Unglück, das aus dem Mangel der Kenntnis und des Verstehens des anderen Geschlechts und aus seiner Überschätzung erwächst, ein Problem, das die moderne Literatur vielfach behandelt, kann in gemeinsamer Erziehung am ehesten vermieden werden. — Der psychologisch unterrichtete Schularzt wird auch den Lehrern sein Augenmerk zuwenden müssen. Wenn es zweifellos ist, daß jene Lehrer, denen die Schüler mit einer deutlich sexuell gefärbten Bindung zugetan sind, die besten Erfolge zu haben pflegen, so gibt es umgekehrt wieder gefürchtete Lehrer von kalter Strenge, von kleinlicher Bosheit, von engstirnigem Machtdünkel, die an Kindern viel Unrecht begehen. Manche tragische Konflikte der Kindesseele können so in der Schule erwachsen, die man bisher allzuwenig beachtet hat. Lehrerauswahl und Lehrerbildung, vor allem die Erziehung der künftigen Erzieher zu Selbsterkenntnis und Selbstzucht wird darin vieles bessern müssen. Immer wird der Schularzt auch in diesen stacheligen Fragen ein gütiger Berater sein müssen und insbesondere stets empfehlen, in Disziplinarfällen die Bestrafung „im Kurzschluß" nach Möglichkeit zu vermeiden. Eine ruhige Ermittlung lehrt uns meist das straffällige Kind verstehen und milde beurteilen. All dies muß in seinen tieferen psychosexuellen Zusammenhängen begründet werden, um diese Winke nicht als den Versuch einer unberufenen Einmischung in fremde Kompetenzen abtun zu lassen.

Der Elternschaft muß der Schularzt ein unermüdlicher Wegweiser sein. Da sie ohne ihre Schuld ihre pflegerischen und erzieherischen Pflichten mit einer Ahnungslosigkeit zu erfüllen gezwungen ist, die nur Fehler auf Fehler häufen kann, muß diesem Mangel in freudiger Unterweisung durch die dazu Berufenen entgegengewirkt werden. Und wenn es den Ärzten bisher an der Kenntnis der Kindesseele, insbesondere ihres Trieblebens mangelte, so um so mehr den Laien als Eltern. Hier ist dem Schularzte ein Feld der Tätigkeit zugewiesen, dem die z. B. in Deutsch-Österreich vielfach mit dem besten Gelingen eingerichteten Elternvereinigungen dienen können. Ihr Ziel ist, Erziehungsgemeinschaften aufzubauen von Lehrern und Eltern, und dem Arzte kann in ihnen, wenn er die geeignete Persönlichkeit ist, eine überaus segensreiche Tätigkeit zukommen: er kann hier als berufener Verhüter von Erkrankungen der Kinder seine tiefste Befriedigung finden.

Druck der Universitätsdruckerei H. Stürtz A. G., Würzburg.

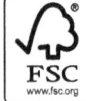

If you have any concerns about our products,
you can contact us on
ProductSafety@springernature.com

In case Publisher is established outside the EU,
the EU authorized representative is:
**Springer Nature Customer Service Center GmbH
Europaplatz 3, 69115 Heidelberg, Germany**

Printed by Libri Plureos GmbH
in Hamburg, Germany